95 Recetas de Comidas y Licuados para Aumentar la Masa Muscular en Menos de 7 días

¡No Espere Más para Aumentar su Masa Muscular!

Por

Joseph Correa

Nutricionista de Deportes Certificado

AGRADECIMIENTOS

La realización y el éxito de este libro no podría haber sido posible sin mi familia.

95 Recetas de Comidas y Licuados para Aumentar la Masa Muscular en Menos de 7 días

¡No Espere Más para Aumentar su Masa Muscular!

Por

Joseph Correa

Nutricionista de Deportes Certificado

CONTENIDOS

SOBRE EL AUTOR

Como nutricionista deportivo certificado y atleta profesional, creo firmemente que una nutrición adecuada lo ayudará a alcanzar sus metas más rápidamente y con eficacia. Mi conocimiento y experiencia me ha ayudado a vivir más saludable a lo largo de los años y lo he compartido con familiares y amigos. Cuanto más sepa sobre cómo comer y beber de forma más saludable, más pronto usted tendrá que cambiar su vida y hábitos alimentarios.

Tener éxito en el control de su peso es importante, ya que va a mejorar todos los aspectos de tu vida.

La nutrición es una parte fundamental en el proceso de lograr la mejor forma y eso es sobre lo que trata este libro.

INTRODUCCIÓN

95 Recetas de Comidas y Licuados para Aumentar la Masa Muscular en Menos de 7 días lo ayudará a aumentar la cantidad de proteína que consume por día para ayudar a aumentar la masa muscular. Estas comidas lo ayudarán a aumentar el músculo de una manera organizada mediante la adición de grandes porciones de proteínas saludables a su dieta. Estar demasiado ocupado para comer bien, a veces, puede convertirse en un problema y es por eso que este libro le va a ahorrar tiempo y ayudar a nutrir su cuerpo para lograr las metas que quiera. Asegúrese de saber lo que está comiendo al preparar su alimento usted mismo o tener a alguien que lo prepare para usted.

Este libro lo ayudará a:

-Generar músculos rápido

-Tener más energía

-Acelerar su metabolismo naturalmente para generar más musculatura

-Mejorar su sistema digestivo

Joseph Correa es un nutricionista deportivo certificado y un atleta profesional.

RECETAS DE COMIDA PARA AUMENTAR LA MASA MUSCULAR

DESAYUNO

1. Desayuno para Madrugadores

Ajuste su cuerpo a un estado catabólico y empiece a generar musculatura con un desayuno alto en proteínas y carbohidratos cocidos. La toronja y el espárrago le aseguran obtener más de la mitad de toda la vitamina C que usted puede ingerir en un día.

Ingredientes (1 porción):

6 claras de huevo

½ taza de quinoa cocida y mezcla de arroz integral

3 tallos de espárragos, en rodajas

½ toronja

1 pimiento rojo pequeño, rebanado

1 cucharada de proteína de suero en polvo sin sabor

1 diente de ajo machacado

spray de aceite de oliva

pimienta, sal

Tiempo de preparación: 10 minutos

Tiempo de cocción: 15-20 minutos

Preparación:

Precaliente el horno eléctrico a 200ºC o el horno a gas a la sexta intensidad. Rocíe ligeramente una sartén de hierro fundido con aceite de oliva.

En un tazón mediano, bata las claras de huevo con una pizca de sal y pimienta hasta que estén espumosas.

Añada el arroz integral cocido y la quinoa a la sartén; vierta las claras de huevo y luego los trozos de espárragos y las rodajas de pimiento.

Hornear en el horno durante 15-20 minutos o hasta que los huevos estén cocidos. Tome el jugo de toronjo y disfrute de su desayuno.

Valor nutricional por porción: 407 kilocalorías, 52 gr. de proteínas, 40 gr. de carbohidratos (5 gr. de fibras, 8 gr. de azúcar), 2 gr. de grasa, 15% de calcio, 12% de hierro, 19% de magnesio, 26% de vitamina A, 63% de vitamina C, 48% de vitamina K, 12% de vitamina B1, 69% de vitamina B2, 26% de vitamina B9.

2. Tazón Potente

Se trata de un desayuno con un nombre apropiado, ya que el tazón combina claras de huevo con alta cantidad de proteínas y harina de avena con una alta dosis de energía. Las nueces añaden grasas saludables y la miel proporciona un poco de dulzura.

Ingredientes (1 porción):

6 claras de huevo

½ taza de avena instantánea, cocida

1/8 de taza de nueces

berry ¼ de taza de bayas

1 cucharadita de miel cruda

Canela

Tiempo de preparación: 10 minutos

Tiempo de cocción: 5 minutos

Preparación:

Batir las claras de huevo hasta que estén espumosas y luego cocinarlas en una sartén a fuego lento.

Combine la harina de avena y las claras de huevo en un tazón; añada la canela y la miel cruda y mezcle.

Cubra con bayas, plátano y nueces.

Valor nutricional por porción: 344 kilocalorías, 30 gr. de proteínas, 33 gr. de hidratos de carbono (3 gr. de fibras, 23 gr. de azúcar), 11 gr. de grasas (2 gr. de grasas saturadas), 10% de hierro, 15% de magnesio, 10% de vitamina B1, 11% de vitamina B2, 15% de vitamina B5.

3. Pimientos Rellenos de Atún

Esta es una receta rápida y nutritiva que proporciona una gran cantidad de vitamina B12. Alto en proteínas, el atún es una opción excelente para el desayuno para generar músculo y si usted desea añadir algunos carbohidratos a su comida. Un pedazo de pan tostado de trigo integral es una gran opción.

Ingredientes (2 porciones):

2 latas de atún en agua (185 g), drenadas hasta la mitad

3 huevos duros

1 cebolla de primavera finamente picada

5 pequeños encurtidos cortados en cubitos

sal, pimienta

4 pimientos reducidos a la mitad con las semillas limpiadas

Tiempo de preparación: 5 minutos

Tiempo de cocción: 10 minutos

Preparación:

Combine el atún, los huevos, la cebolla de primavera, encurtidos y condimentos en un procesador de alimentos y mezcle hasta que esté suave.

Rellene las mitades de los pimientos con la composición y servir.

Valor nutricional por porción: 480 kilocalorías, 46 gr. de proteínas, 16 gr. de grasa (4 gr. de grasas saturadas), 8 gr. de carbohidratos (2 gr. de fibras, 4 gr. de azúcar), 28% de magnesio, 94% de vitamina A, 400% de vitamina C, 12% de vitamina E, 67% de vitamina K , 18% de vitamina B1, 32% de vitamina B2, 90% de vitamina B3, 20% de vitamina B5, 56% de vitamina B6, 18% de vitamina B9, 284% de vitamina B12.

4. Yogur Griego con Semillas de Lino y Manzanas

Se ramifican desde el huevo tradicional desayuno en blanco y la construcción de músculo y probar algunos de alto valor proteico yogur griego con sabor a manzana. Utilice las semillas de lino enteras para maximizar la ingesta de fibra y mantenerlos en agua durante la noche para conseguir que suave y de fácil digestión.

Ingredientes (1 porción):

1 taza de yogur griego

1 manzana cortada en rodajas finas

2 cucharadas de semillas de lino

¼ de cucharadita de canela

1 cucharadita de Stevia -sweet leaf

Una pizca de sal

Tiempo de preparación: 5 minutos

Tiempo de cocción: 45 minutos

Preparación:

Precaliente el horno eléctrico a 190ºC o el horno a gas a la quinta intensidad. Coloque las rebanadas de manzana en una sartén antiadherente, luego debe espolvorearlas con canela, Stevia y una pizca de sal, cubrirlas y hornearlas durante 45 minutos hasta que estén tiernas. Retírelas del horno y deje que se enfríen durante 30 minutos.

Coloque el yogur griego en un tazón y luego cúbralo con las manzanas y semillas de lino y sírvalo.

Valor nutricional por porción: 422 kilocalorías, 22 gr. de proteínas, 39 gr. de hidratos de carbono (7 gr. de fibras, 22 gr. de azúcar), 21 gr. de grasas (8 gr. de grasas saturadas), 14% de calcio, 22% de magnesio, 14% de vitamina C, 24% de vitamina B1, 13% de vitamina B12.

5. Anillos de Pimiento con Sémola

Los anillos de pimiento con sémola son una comida sabrosa y de aspecto especial, ya que le dan forma a sus músculos y le proveerá a usted la energía suficiente para poder llevar adelante su día. Lleno de color y nutrientes, este desayuno tiene altas cantidades de vitamina B1.

Ingredientes (1 porción):

6 claras de huevo

2 huevos

¼ de taza de harina de arroz integral —rice flour.

1 taza de espinaca cruda

½ pimiento verde

1 taza de tomates cherry

spray de aceite de oliva

sal, pimienta

Tiempo de preparación: 10 minutos

Tiempo de cocción: 15 minutos

Preparación:

Batir las claras de huevo con una pizca de sal y pimienta hasta que estén espumosas. Calentar un poco de aceite en una sartén antiadherente y cocinar las claras de huevo y la harina. Agregue la espinaca, mezcle y cocine hasta que la espinaca se haya marchitado.

Rocíe ligeramente una sartén con aceite de oliva y colóquela a fuego medio. Corte los pimientos en forma horizontal para crear 2 anillos, colóquelos en la sartén y rompa los huevos dentro de los pimientos. Deje que se cocinen hasta que los huevos estén blancos.

Coloque la mezcla de huevo y harina y los anillos de pimiento cocidos en un plato y sírvalos con tomates cherry.

Valor nutricional por porción: 495 kilocalorías, 45 gr. de proteínas, 45 gr. de carbohidratos (3 gr. de fibras, 7 gr. de azúcar), 11 gr. de grasas (3 gr. de grasas saturadas), 9% de calcio, 14% de hierro, 20% de magnesio, 35% de vitamina A, 32% de vitamina C, 91 % de vitamina B2, 22% de la vitamina B5, 12% de vitamina B6, 15% de vitamina B12.

6. Licuado de Leche de Almendras

10 minutos es todo lo que necesita para preparar este licuado de leche de almendras con alto contenido de vitamina D y B1. Usted puede preparar un gran lote y guardarlo en el congelador, haciendo que este batido sea una opción perfecta para un desayuno rápido.

Ingredientes (2 porciones):

1 taza de leche de almendras

1 taza de mezcla de bayas congeladas

1 taza de espinacas

1 cucharada de proteína en polvo con sabor a banana

1 cucharada de semillas de chía

Tiempo de preparación: 10 minutos

Sin cocinar

Preparación:

Mezcle todos los ingredientes en una licuadora hasta que quede batido, luego verter en 2 vasos y servir.

Valor nutricional por porción: 295 kilocalorías, 26 gr. de proteínas, 32 gr. de carbohidratos (4 gr. de fibras, 13 gr. de azúcar), 9 gr. de grasas, 40% de calcio, 20% de hierro, 12% de magnesio, 50% de vitamina A, 40% de vitamina C, 25% de vitamina D, 57% de vitamina E, 213% de vitamina B1, 18% de vitamina B9.

7. Panqueques de Proteína de Pastel de Calabaza

Olvídese de la harina y pruebe los panqueques de avena con un delicioso agregado de calabaza fresca. Vuelque un poco de jarabe sin calorías y disfrute de un desayuno rico en proteínas que sabe tan bien como una rica comida .

Ingredientes (1 porción):

1/3 de taza de avena tradicional

¼ de taza de calabaza

½ de taza de claras de huevo

1 cucharada de proteína en polvo de canela

½ cucharadita de canela

spray de aceite de oliva

Tiempo de preparación: 5 minutos

Tiempo de cocción: 5 minutos

Preparación:

Mezcle todos los ingredientes en un tazón. Rocíe una sartén de tamaño mediano con el aceite de oliva y colóquela a fuego medio.

Vierta en la masa, y una vez que vea pequeñas burbujas aparecer en la parte superior de la torta, es momento de darla vuelta. Cuando cada lado esté dorado, retire la torta y sírvala.

Valor nutricional por porción: 335 kilocalorías, 39 gr. de proteínas, 37 gr. de hidratos de carbono (6 gr. de fibra, 1 gr. de azúcar), 6 gr. de grasas, 14% de calcio, 15% de hierro, 26% de magnesio, 60% de vitamina A, 26% de vitamina B1, 37% de vitamina B2, 10% de vitamina B5, 31% de vitamina B6.

8. Harina de Avena de Alta Proteína

Ingiera una abundante ración de hidratos de carbono que lo mantendrá saciado por horas, mientras que la proteína en polvo y las almendras le proveerán un comienzo de día repleto de proteínas. Si prefiere harina de avena con sabor a fruta, use proteína en polvo con sabor a banana.

Ingredientes (1 porción):

2 paquetes de avena instantánea (paquete de 28 gr.)

¼ taza de almendras molidas

1 cucharada de vainilla con sabor a proteína de suero en polvo

1 cucharada de canela

Tiempo de preparación: 5 minutos

Tiempo de cocción: 5 minutos

Preparación:

Vierta la harina de avena instantánea en un bol, mezcle con la proteína en polvo y la canela. Agregue agua caliente y mezcle. Cubra con almendras trituradas y sirva.

Valor nutricional por porción: 436 kilocalorías, 33 gr. de proteínas, 45 gr. de hidratos de carbono (10 gr. de fibra, 4 gr. de azúcar), 15 gr. de grasas (1 gr. de grasas saturadas), 17% de calcio, 19% de hierro,

37% de magnesio, 44% de vitamina E, 21% de vitamina B1, 21 % de vitamina B2.

9. Huevos Revueltos Repletos de Proteínas

Alimente sus músculos y realice una intensa sesión de ejercicios con esta comida de 51 gr. de proteínas. Estas claras de huevo revueltas con verduras y salchichas de pavo tienen el valor añadido de estar llenas de carbohidratos y altas cantidades globales de vitaminas.

Ingredientes (1 porción):

8 claras de huevo

2 salchichas de pavo picadas

1 cebolla grande cortada en cubitos

1 taza de pimiento rojo cortado en cubitos

2 tomates cortados en cubitos

2 tazas de espinaca cruda picada

1 cucharada de aceite de oliva

sal y pimienta

Tiempo de preparación: 10 minutos

Tiempo de cocción: 10-15 minutos

Preparación:

Bata las claras de huevo con una pizca de sal y pimienta hasta que estén espumosas, luego déjelas a un lado.

Caliente el aceite en una sartén antiadherente grande, coloque las cebollas y los pimientos y comience a freírlos hasta que estén tiernos. Condimente con sal y pimienta. Agregue la salchicha de pavo y cocine hasta que se dore y luego baje el fuego y agregue las claras de huevo y los huevos revueltos.

Cuando los huevos estén casi hechos, agregue el tomate y las espinacas, cocínelos durante 2 minutos y sírvalos.

Valor nutricional por porción: 475 kilocalorías, 51 gr. de proteínas, 37 gr. de hidratos de carbono (10 gr. de fibra, 18 gr. de azúcar), 10 gr. de grasa (2 gr. de grasas saturadas), 14% de calcio, 23% de hierro, 37% de magnesio, 255% de vitamina A, 516% de vitamina C, 25 % de vitamina E, 397% de vitamina K, 22% de vitamina B1, 112% de vitamina B2, 29% de vitamina B3, 19% de vitamina B5 , 51% de vitamina B6, 65% de vitamina B9.

10. Licuado de Frutas y Mantequilla de Maní

¿Qué mejor manera de conseguir el calcio que necesita para su día con este licuado de sabor a fresa? Con una alto contenido de minerales, vitaminas, proteínas y carbohidratos que le proporcionan energía, este licuado es una manera perfecta para poner en marcha su día.

Ingredientes (1 porción):

15 fresas medianas

1 1/3 de cucharadas de mantequilla de maní

85 gr. de tofu

½ taza de yogur sin grasa

¾ de taza de leche descremada

1 cucharada de proteína en polvo

8 cubitos de hielo

Tiempo de preparación: 5 minutos

Sin cocinar

Preparación:

Vierta la leche en la licuadora, luego coloque el yogur y el resto de los ingredientes. Mezcle hasta que la combinación de ingredientes esté completamente mezclada y espumosa. Vierta en un vaso y sirva.

Valor nutricional por porción: 472 kilocalorías, 45 gr. de proteínas, 40 gr. de hidratos de carbono (6 gr. de fibra, 31 gr. de azúcar), 13 gr. de grasas (4 gr. de grasas saturadas), 110% de calcio, 35% de hierro, 27% de magnesio, 30% de vitamina A, 190% de vitamina C, 11 % de vitamina E, 13% de vitamina B1, 24% de vitamina B2, 10% de vitamina B5, 18% de vitamina B6, 17% de vitamina B9, 12% de vitamina B12.

11. Magdalenas de Proteína de Suero

Con una buena dosis de avena y una porción de proteína de suero en polvo con sabor a chocolate, estas magdalenas son una gran alternativa a la avena regular para el desayuno. En combinación con un vaso de leche, esta comida le garantiza que obtendrá una buena cantidad de calcio y vitamina D al ingerir una porción agradable de proteína y carbohidratos.

Ingredientes (4 magdalenas-2 porciones):

1 taza de copos de avena

1 huevo grande entero

5 claras de huevo grandes

½ cucharada de proteína de suero en polvo con sabor a chocolate

spray de aceite de oliva

2 tazas de leche descremada para servir

Tiempo de preparación: 2 min

Tiempo de cocción: 15 minutos

Preparación:

Precaliente el horno eléctrico a 190ºC o el horno a gas a la quinta intensidad.

Mezcle todos los ingredientes juntos por 30 segundos. Rocíe el molde para magdalenas con aceite de oliva y luego ponga cuatro magdalenas en su interior. Colóquelas en el horno durante 15 minutos.

Retire del horno, deje enfriar y sirva con el vaso de leche.

Valor nutricional por porción (incluye leche): 330 kilocalorías, 28 gr. de proteína, 37gr. de carbohidratos (9 gr. de fibra, 13 gr. de azúcar), 6 gr. de grasas (5 gr. de grasas saturadas), 37% de calcio, 22% de hierro, 19% de magnesio, 12% de vitamina A, 34% vitamina D, 44% de vitamina B1, 66% de vitamina B2, 25% de la vitamina B5, 11% de vitamina B6, 24% de vitamina B12.

12. Salmón Ahumado y Aguacate con Pan Tostado

¿Está usted en una dura sesión de ejercicios y tiene poco tiempo? Sólo se tarda 5 minutos para armar este desayuno sabroso. Tanto el salmón como el aguacate son alimentos altos en ácidos saludables y esta comida tiene suficientes proteínas y carbohidratos para mantenerlo motivado.

Ingredientes (2 porciones):

300 gr. de salmón ahumado

2 aguacates maduros medianos, apedreados y pelados

Jugo de ½ limón

puñado de hojas de estragón picadas

2 rebanadas de pan de trigo integral tostadas

Tiempo de preparación: 5 minutos

Sin tiempo de cocción

Preparación:

Corte los aguacates en trozos y colóquelos en el jugo de limón. Tuerza y doble las piezas de salmón ahumado, colóquelas en platos para servir, y luego disperse con el aguacate y el estragón. Sirva con pan integral tostado.

Valor nutricional por porción: 550 kilocalorías, 34 gr. de proteínas, 37 gr. de hidratos de carbono (12 gr. de fibra, 4 gr. de azúcar), 30 gr. de grasas (5 gr. de grasas saturadas), 17% de hierro, 24% de magnesio, 25% de vitamina C, 27% de vitamina E,

42% de vitamina K, 16% de vitamina B1, 24% de vitamina B2, 55% de vitamina B3, 35% de vitamina B5, 40% de vitamina B6, 35% de vitamina B9, 81% de vitamina B12.

13. Desayuno de Pizza

Olvídese de la porción de pizza alta en calorías y poco nutritiva, y reemplácela con este delicioso sustituto. Saludable y completa, sólo toma 20 minutos en prepararla y no sólo es rica en proteínas, sino también en minerales y vitaminas.

Ingredientes (1 porción):

1 pequeño pan de trigo integral de pita

3 claras de huevo

1 huevo

¼ de taza de queso descremado mozzarella

1 cebolla de verdeo en rodajas

¼ de taza de champiñones cortados en cubitos

¼ de taza de pimientos cortados en cubitos

2 rebanadas de tocino de pavo picadas

1 cucharada de aceite de oliva

sal y pimienta

Tiempo de preparación: 10 minutos

Tiempo de cocción: 10 minutos

Preparación:

Bata los huevos con una pizca de sal y pimienta y agregue las verduras cortadas en dados.

Doble los bordes del pan de pita para crear un plato. Frote ambos lados con el aceite de oliva y coloque el pan de pita en la parrilla con el lado de cúpula hacia abajo. Cocine hasta que estén doradas y luego deles una vuelta por el otro lado.

Vierta la mezcla de huevo en el pan de pita y cocine hasta que los huevos estén casi hechos, agregue el tocino de pavo, la cebolla de primavera y el queso. Cocine hasta que el queso se haya derretido y sirva.

Valor nutricional por porción: 350 kilocalorías, 33 gr. de proteínas, 12 gr. de carbohidratos (3 gr. de fibras, 4 gr. de azúcar), 15 gr. de grasas (6 gr. de grasas saturadas), 32% de calcio, 19% de hierro, 15% de magnesio, 36% de vitamina A, 88% de vitamina C, 72 % de vitamina K, 21% de vitamina B1, 71% de vitamina B2, 22% de vitamina B3, 14% de vitamina B5, 21% de vitamina B6, 25% de vitamina B9, 29% de vitamina B12.

14. Desayuno Mocha Mexicano

Rebase su taza preferida de avena con una porción saludable de leche de almendras y disfrute de un desayuno rico en fibras hecho rápidamente. La pimienta de cayena es perfecta para añadir un poco de vitalidad a su avena.

Ingredientes (1 porción):

½ taza de copos de avena

1 cucharada de proteína en polvo con sabor a chocolate

½ cucharada de canela

½ cucharadita de pimienta de cayena

1 taza de leche de almendras sin azúcar

1 cucharada de cacao en polvo sin azúcar

Tiempo de preparación: 5 minutos

Tiempo de cocción: 3 minutos

Preparación:

Mezcle todos los ingredientes en un recipiente apto para microondas. Caliente en el microondas durante 2 ½ -3 minutos y luego sirva.

Valor nutricional por porción: 304 kilocalorías, 27 gr. de proteínas, 38 gr. de carbohidratos (8 gr. de fibras, 3 gr. de azúcar), 7 gr. de grasas, 32% de calcio, 15% de hierro, 25% de magnesio, 10% de vitamina A, 25% de vitamina D, 51% de vitamina E, 12% de vitamina B1.

15.Panqueques de Arándanos de Limón

Es un un desayuno rico y completo. Este panqueque de arándanos enriquecido por el sabor a limón es una forma sencilla y sabrosa de conseguir esa comida que le brinde la energía necesaria para comenzar su día. Extienda una cucharada de yogur griego en la parte superior de su panqueque si le gusta.

Ingredientes (1 porción):

1/3 de taza de salvado de avena

5 claras de huevo

½ taza de arándanos

1 cucharada de proteína de suero en polvo sin sabor

½ cucharadita de bicarbonato de sodio

1 cucharadita de cáscara de limón rallada

1 cucharada de mezcla de bebida de limón

spray de aceite de oliva

Tiempo de preparación: 5 minutos

Tiempo de cocción: 5 minutos

Preparación:

Combine todos los ingredientes en un tazón grande, mezcle y bata hasta que quede licuado.

Cocine la porción en un rociado experto con la temperatura media-alta hasta que se formen burbujas en la superficie. Dé la vuelta y cocine hasta que cada lado esté de color marrón dorado oscuro. Retire la torta y sirva.

Valor nutricional por porción: 340 kilocalorías, 47 gr. de proteínas, 37 gr. de hidratos de carbono (6 gr. de fibras, 14 gr. de azúcar), 5 gr. de grasas, 10% de hierro, 25% de magnesio, 12% de vitamina C,

19% de vitamina K, 26% de vitamina B1, 58% de vitamina B2.

ALMUERZO

 16.Arroz Mediterráneo

Gire la lata de atún para preparar un plato delicioso que será el motor de arranque perfecto para una tarde de ejercicio. La alta cantidad de hidratos de carbono impulsará un entrenamiento exhaustivo y la proteína se asegurará de que sus músculos se recuperen del esfuerzo.

Ingredientes (1 porción):

1 lata de atún en aceite, drenado

100 gr. de arroz integral

¼ de aguacate picado

¼ de cebolla roja cortada

jugo de ½ limón

sal y pimienta

Tiempo de preparación: 5 minutos

Tiempo de cocción: 20 minutos

Preparación:

Hierva el arroz integral durante aproximadamente 20 minutos y luego colóquelo en un tazón con la cebolla, el atún y el aguacate. Añada el jugo de limón y mezcle todos los ingredientes. Condimente con sal y pimienta a gusto y sirva.

Valor nutricional por porción: 590 kilocalorías, 32 gr. de proteínas, 80 gr. de carbohidratos (7 gr. de fibras, 1 gr. de azúcar), 14 gr. de grasas (5 gr. de grasas saturadas), 22% de hierro, 52% de magnesio, 101% de vitamina D, 18% de vitamina E, 107% de vitamina K , 32% de vitamina B1, 134% de vitamina B3, 26% de vitamina B5, 39% de vitamina B6, 15% de vitamina B9, 63% de vitamina B12.

17. Pollo con Especias

El pollo es una comida perfecta para generar musculatura debido a su alto valor proteico. Con un alto contenido de nutrientes, esta sabrosa y sencilla comida se puede combinar con una porción de carbohidratos a su elección.

Ingredientes (2 porciones):

3 pechugas de pollo sin hueso cortadas por la mitad

175 gr. de yogur descremado

5 cm de pepino cortado en trozos pequeños

2 cucharadas de pasta de curry rojo tailandés

2 cucharadas de cilantro picado

2 tazas de espinaca cruda para servir.

Tiempo de preparación: 5 minutos

Tiempo de cocción: 35-40 minutos

Preparación:

Precaliente el horno eléctrico a 190ºC o el horno a gas a la quinta intensidad. Coloque el pollo en un plato en una sola capa. Mezcle un tercio del yogur, la pasta de curry y dos tercios del cilantro, luego agregue sal y vierta sobre el pollo, asegurándose de que la carne se recubra de manera uniforme. Deje durante 30 minutos (o en la heladera durante la noche).

Coloque el pollo sobre una rejilla en una fuente de horno por 35-40 minutos, hasta que esté dorado.

Caliente agua en una cacerola y haga marchitar las espinacas.

Mezcle el resto del yogur y cilantro, agregue el pepino y revuelva. Vierta la mezcla sobre el pollo y sirva con la espinaca cocida.

Valor nutricional por porción: 275 kilocalorías, 43 gr. de proteínas, 8 gr. de carbohidratos (1 gr. de fibras, 8 gr. de azúcar), 3 gr. de grasas (1 gr. de grasas saturadas), 20% de calcio, 15% de hierro, 25% de magnesio, 56% de vitamina A, 18% de vitamina C, 181% de vitamina K, 16% de vitamina B1, 26% de vitamina B2, 133% de vitamina B3, 25%

de vitamina B5, 67% de vitamina B6, 19% de vitamina B9, 22% de vitamina B12.

✓ 18.Huevos Rellenos con Pan de Pita

Obtenga su relleno de ácidos grasos omega-3 con este rico plato de salmón. Con un alto contenido de vitaminas y minerales, esta comida rellena es una gran manera de suministrarle energía y buena alimentación a lo largo de su día.

Ingredientes (2 porciones):

1 salmón enlatado en agua (450 gr.)

2 huevos

1 cebolla de primavera grande finamente picada

2 hojas grandes de lechuga

10 tomates cherry

1 cucharada de yogur griego

un pan grande de trigo de pita reducido a la mitad

sal marina y pimienta

Tiempo de preparación: 10 minutos

Tiempo de cocción: 10 minutos

Preparación:

Hierva los huevos, pélelos y córtelos por la mitad y luego quite las yemas y colóquelos en un bol.

Agregue el salmón enlatado, 1 cucharada de yogur, la cebolla de primavera y los condimentos al bol. Mezcle todos los ingredientes y rellene las claras de huevo. Sirva con pan de pita relleno con lechuga y tomates.

Valor nutricional por porción: 455 kilocalorías, 45 gr. de proteínas, 24 gr. de carbohidratos (3g de fibras, 2 gr. de azúcar) 36 gr. de grasas (10 gr. de grasas saturadas), 59% de calcio, 22% de hierro, 21% de magnesio, 30% de vitamina A, 24% de vitamina   C, 43% de vitamina K, 11% de vitamina B1, 36% de vitamina B2, 60% de vitamina B3, 20% de vitamina B5, 41% de vitamina B6, 20% de vitamina B9, 20% de vitamina B12.

19.Envueltos de Pollo con Aderezo César

Estos envueltos de pollo son una comida saludable que le asegurarán que usted mantenga sus niveles de proteína altos durante todo el día. Utilice un poco de espinaca y haga una comida más verde.

Ingredientes (1 porción):

85 gr. de pechuga de pollo cocida al horno

2 tortillas de trigo integral

1 taza de lechuga

50 gr. de yogur descremado

1 cucharadita de pasta de anchoas

1 cucharadita de polvo de mostaza seco

1 diente de ajo cocido

½ pepino mediano picado

Tiempo de preparación: 5 minutos

Sin cocinar

Preparación:

Combine la pasta de anchoas, el ajo y el yogur, luego agite un poco y coloque la lechuga y los pepinos. Divida la mezcla en 2, agregue las tortillas y luego coloque la mitad del pollo en cada tortilla. Envuelva y sirva.

Valor nutricional por porción (2 tortillas): 460 kilocalorías, 41 gr. de proteínas, 57 gr. de carbohidratos (7 gr. de fibras, 9 gr. de azúcar), 10 gr. de grasas (2 gr. de grasas saturadas), 11% de calcio, 22% de vitamina K, 13% de vitamina B2, 59% de vitamina B3, 12% de vitamina B5, 29% de vitamina B6, 10% de la vitamina B12.

20.Salmón al Horno con Espárragos a la Parrilla

Es un plato clásico hecho más interesante aún por un escabeche de jugo de limón y mostaza. Este salmón a la parrilla es ideal con los espárragos con ajo. Disfrute de una gran combinación de proteínas y vitaminas.

Ingredientes (1 porción):

140 gr. de salmón salvaje

1 ½ taza de espárragos

Escabeche:

1 cucharada de ajo picado

1 cucharada de mostaza Dijon

jugo de limón de ½ limón

1 cucharada de aceite de oliva

Tiempo de preparación: 5 minutos

Tiempo de cocción: 15 minutos

Preparación:

Precaliente el horno eléctrico a 200ºC o el horno a gas a la sexta intensidad.

En un tazón mezcle el jugo de limón, la mitad del ajo, aceite de oliva y mostaza, vierta el escabeche sobre el salmón y asegúrese de que esté completamente cubierto. Coloque el salmón adobado en la heladera durante al menos una hora.

Corte la parte inferior de los tallos de los espárragos. Coloque una sartén antiadherente a fuego medio / alto, mezcle los espárragos con el ajo restante y cocine durante unos 5 minutos, rodando los espárragos en todos los lados.

Coloque el salmón en una bandeja para hornear y hornee por 10 minutos y después sirva con los espárragos a la parrilla.

Valor nutricional: 350 kilocalorías, 43 gr. de proteínas, 7 gr. de carbohidratos (5gr. de fibras, 1 gr. de azúcar), 16 gr. de grasas (1 gr. de grasas saturadas), 17% de hierro, 20% de magnesio, 48% de vitamina A, 119% de vitamina C, 17% de vitamina E, 288% de vitamina K, 39% de vitamina B1, 60% de vitamina B2, 90% de vitamina B3, 33%

de vitamina B5, 74% de vitamina B6, 109% de vitamina B9, 75% de vitamina B12.

21. Pasta de Albóndigas de Ternera con Espinacas

Una comida de pasta de alta cantidad de proteínas que hace que la mayor parte de la carne y las espinacas estén emparejadas. No sólo contiene una alta dosis de vitaminas, sino que también contiene una cantidad abundante de magnesio que ayuda a regular la contracción muscular.

Ingredientes (2 porciones):

Para las albóndigas:

170 gr. de carne molida magra

½ taza de espinaca cruda rallada

1 cucharada de ajo picado

¼ de taza de cebolla roja cortada en cubitos

1 cucharadita de comino

sal marina y pimienta

Para la Pasta:

100 gr. de pasta de espinacas de trigo

10 tomates cherry

2 tazas de espinaca cruda

¼ de taza marinara

2 cucharadas de queso parmesano descremado

Tiempo de preparación: 15 minutos

Tiempo de cocción: 30 minutos

Preparación:

Precaliente el horno eléctrico a 200ºC o el horno a gas a la sexta intensidad.

Mezcle la carne picada, espinacas crudas, ajo, cebolla, sal y pimienta a gusto. Mezcle bien con las manos hasta que la espinaca esté completamente mezclada con la carne.

Forme dos o tres albóndigas, las cuales deben ser más o menos del mismo tamaño, y luego colóquelas en el horno en una bandeja para hornear durante 10-12 minutos.

Cocine la pasta de acuerdo a las instrucciones en el paquete. Escurra la pasta y revuelva en los tomates, espinacas y queso. Agregue las albóndigas y sirva.

Valor nutricional por porción: 470 kilocalorías, 33 gr. de proteínas, 50 gr. de carbohidratos (6 gr. de fibras, 5 gr. de azúcar), 12 gr. de grasas (5 gr. de grasas saturadas), 17% de calcio, 28% de hierro, 74% de magnesio, 104% de vitamina A, 38% de vitamina C, 11% de vitamina E, 361% de vitamina K, 16% de vitamina B1, 20% de vitamina B2, 45% de vitamina B3, 11% de vitamina B5, 45% de vitamina B6, 35% de vitamina B9, 37% de vitamina B12.

22. Pechuga de Pollo Rellena con Arroz Integral

El arroz integral es una excelente manera de introducir carbohidratos de calidad a su dieta. Combine el arroz con pechuga de pollo rica en proteínas y algunas verduras y va a disfrutar de un delicioso almuerzo.

Ingredientes (1 porción):

170 gr. de pechuga de pollo

½ taza de espinaca cruda

50 gr. de arroz integral

1 cebolla de primavera cortada en cubitos

1 tomate en rodajas

1 cucharada de queso feta

Tiempo de preparación: 10 minutos

Tiempo de cocción: 30 minutos

Preparación:

Precaliente el horno eléctrico a 190ºC o el horno a gas a la quinta intensidad.

Corte la pechuga de pollo por la mitad para que se vea como una mariposa. Condimente el pollo con sal y pimienta, luego ábralo y coloque la espinaca, el queso feta y las rodajas de tomate en su interior. Doble la pechuga de pollo y use un palillo de dientes para mantenerla cerrada, luego hornee durante 20 minutos.

Hierva el arroz integral y luego agregue el ajo y la cebolla picada. Llene un plato con arroz integral, coloque el pollo encima y sirva.

Valor nutricional por porción: 469 kilocalorías, 48 gr. de proteínas, 46 gr. de carbohidratos (5 gr. de fibras, 6 gr. de azúcar), 8 gr. de grasas (5 gr. de grasas saturadas), 22% de calcio, 18% de hierro, 38% de magnesio, 55% de vitamina A, 43% de vitamina C, 169% de vitamina K, 28% de vitamina B1, 28% de vitamina B2, 103% de vitamina B3, 28% de vitamina B5, 70% de vitamina B6, 23% de vitamina B9, 17% de vitamina B12.

23. Camarones y Ensalada de Pasta Linguine con Calabacín

Una comida de pasta con una porción de calabacín rallado y camarones al vapor aromatizado con toda clase de sésamo. Esta combinación de ingredientes permite que usted disfrute de un almuerzo ligero con un alto contenido en proteínas.

Ingredientes (1 porción):

170 gr. de camarones al vapor

1 calabacín grande picado

¼ de taza de cebolla roja cortada

1 taza de pimientos en rodajas

1 cucharada de mantequilla tostada Tahini

1 cucharadita de aceite de sésamo

1 cucharadita de semillas de sésamo

Tiempo de preparación: 10 minutos

Sin cocinar

Preparación:

Corte el calabacín utilizando una trituradora con el fin de hacer linguini en trozos.

En un bol, mezcle la mantequilla tahini y el aceite de sésamo.

Coloque todos los ingredientes en un tazón grande, vierta la salsa Tahini y revuelva para asegurarse de que todos los lados estén cubiertos en salsa. Espolvoree algunas semillas de sésamo y sirva.

Valor nutricional por porción: 420 kilocalorías, 45 gr. de proteínas, 26 gr. de carbohidratos (10 gr. de fibras, 12 gr. de azúcar), 18 gr. de grasas (2 gr. de grasas saturadas), 19% de calcio, 47% de hierro, 48% de magnesio, 33% de vitamina A, 303% de vitamina C , 17% de vitamina E, 31% de vitamina K, 38% de vitamina B1, 36% de vitamina B2, 38% de vitamina B3, 13% de vitamina B5, 66% de vitamina B6, 35% vitamina B9, 42% de vitamina B12.

24. Pastel de Carne de Pavo con Cuscús de Trigo Integral

Cocinado en un molde para magdalenas, este pastel de carne de pavo le garantiza que reducirá el consumo de grasas saturadas. Mezcle un poco añadiendo pimienta o champiñones en vez de cebolla en las albóndigas y condimente con una pizca de ajo molido.

Ingredientes (1 porción):

140 gr. de pavo molida sin grasa

¾ de taza de cebolla roja cortada en cubitos

1 taza de espinaca cruda

1/3 de taza de salsa marinara baja en sodio

½ taza de cuscús de trigo integral cocido

elección de condimentos: Perejil, Albahaca, Cilantro

pimienta, sal

spray de aceite de oliva

Tiempo de preparación: 5 minutos

Tiempo de cocción: 20 minutos

Preparación:

Precaliente el horno eléctrico a 200ºC o el horno a gas a la sexta intensidad.

Condimente el pavo con su elección de condimentos y agregue la cebolla en cubitos.

Rocíe su molde para magdalenas con aceite de oliva, coloque el pavo molido en el interior del recipiente. Cubra cada albóndiga de pavo con 1 cucharada de salsa marinara, luego coloque la comida en el horno y hornee durante 8-10 minutos.

Sirva con cuscús.

Valor nutricional por porción: 460 kilocalorías, 34 gr. de proteínas, 53 gr. de carbohidratos (4 gr. de fibras, 7 gr. de azúcar), 12 gr. de grasas (4 gr. de grasas saturadas), 12% de calcio, 15% de hierro, 10% de magnesio, 16% de vitamina A, 15% de vitamina C, 11% de vitamina E, 16% de vitamina K, 11% de vitamina B1, 25% de vitamina B3, 16% de vitamina B6, 11% de vitamina B9.

25. Hamburguesa de Atún y Ensalada

La hamburguesa de atún es rica en proteínas y carbohidratos, por lo que es una excelente opción para alimentarse bien durante un día de entrenamiento. Prepare este plato de manera diferente cada vez que lo haga y cambie entre las verduras y condimentar su aderezo para ensaladas.

Ingredientes (1 porción):

1 trozo de atún enlatado (165 gr.)

1 clara de huevo

½ taza de champiñones picados

2 tazas de lechuga rallada

¼ de taza de avena seca

1 cucharada de aceite de oliva

1 cucharada de aderezo para ensaladas con bajo contenido de grasa (de preferencia)

pequeño manojo de orégano picado

1 rollo entero de medio trigo cortado a la mitad

Tiempo de preparación: 10 minutos

Tiempo de cocción: 10 minutos

Preparación:

Mezcle la clara de huevo, el atún, la avena seca y el orégano, y forme una empanada.

Caliente el aceite en una sartén antiadherente a fuego medio, coloque la hamburguesa en su interior y luego de unos minutos comience a darla vuelta para asegurarse de que se cocine en ambos lados.

Corte todo el rollo de trigo por la mitad en forma horizontal, coloque la hamburguesa entre las 2 piezas.

Mezcle las verduras en un bol, agregue el aderezo y sirva junto a la hamburguesa de atún.

Valor nutricional por porción: 560 kilocalorías, 52 gr. de proteínas, 76 gr. de carbohidratos (13 gr. de

fibras, 7 gr. de azúcar), 10 gr. de grasas (1 gr. de grasas saturadas), 11% de calcio, 35% de hierro, 38% de magnesio, 16% de vitamina A, 16% de vitamina K, 35% de vitamina B1, 33% de vitamina B2, 24% de vitamina B3, 28% de vitamina B5, 41% de vitamina B6, 21% de vitamina B9, 82% de vitamina B12.

26. Brochetas de Carne de Res Picante

Esta brocheta de carne de res picante se sirve con una guarnición de patatas al horno, por lo que no sólo es una comida que produce musculatura, sino que también es una gran manera de introducir la protección de la de vitamina A a su dieta. Agregue una cucharada de yogur bajo en grasa a su papa para que sea más refrescante.

Ingredientes (1 porción):

140 gr. de filete de falda de ternera magra

200 gr. de batata

1 pimiento picado

½ calabacín mediano picado

ajo picado

pimienta, sal

Tiempo de preparación: 15 minutos

Tiempo de cocción: 55 minutos

Preparación:

Precaliente el horno eléctrico a 200ºC o el horno a gas a la sexta intensidad. Envuelva el camote en un papel de aluminio, colóquelo en el horno y hornee durante 45 minutos.

Corte el filete de falda en trozos pequeños, condimente con sal, pimienta y ajo. Arme la brocheta, alternando entre la carne de vaca, el calabacín y el pimiento.

Coloque la brocheta en una bandeja para hornear y hornee por 10 minutos. Sirva con la batata.

Valor nutricional por porción: 375 kilocalorías, 38 gr. de proteínas, 49 gr. de carbohidratos (9 gr. de fibras, 12 gr. de azúcar), 4 gr. de grasas (1 gr. de grasas saturadas), 24% de hierro, 27% de magnesio, 581% de vitamina A, 195% de vitamina C, 21% de vitamina K , 22% de vitamina B1, 28% de vitamina B2, 61% de vitamina B3, 28% de vitamina B5, 92% de vitamina B6, 20% de vitamina B9, 30% de vitamina B12.

27.Trucha con Ensalada de Patatas

¿Quiere asegurarse de que no le falte vitamina B12? Pruebe esta porción sustanciosa de trucha, combinada con una fresca ensalada de papas repleta de nutrientes y vitaminas.

Ingredientes (2 porciones):

2 * 140 gr. de filetes de trucha

250 gr. de patatas cerosas reducidas a la mitad

4 cucharaditas de yogur

4 cucharaditas de mayonesa baja en grasa

1 cucharada de alcaparras enjuagadas

4 pepinillos pequeños en rodajas

2 cebolletas finamente rebanadas

¼ de pepino cortado en cubitos

1 limón, ralladura de ½

Tiempo de preparación: 10 minutos

Tiempo de cocción: 20 minutos

Preparación:

Hierva las patatas en agua con sal durante 15 minutos hasta que estén apenas tiernas. Escurra y enjuague con agua fría y escurra de nuevo.

Caliente la parrilla.

Mezcle la mayonesa y el yogur y condimente con un poco de jugo de limón. Revuelva la mezcla en las patatas con las alcaparras, la mayor parte de la cebolla, pepino y pepinillos primavera. Disperse la ensalada con el resto de las cebollas.

Condimente la trucha, colóquela en la parrilla con la piel hacia abajo en una bandeja de horno hasta que esté cocida. Esparza la ralladura de limón y sirva con la ensalada de patatas.

Valor nutricional por porción: 420 kilocalorías, 38 gr. de proteínas, 28 gr. de carbohidratos (3 gr. de fibras, 6 gr. de azúcar), 13 gr. de grasas (3 gr. de grasas saturadas), 12% de calcio, 11% de hierro, 22% de magnesio, 29% de vitamina C, 59% de vitamina K , 21% de vitamina B1, 18% de vitamina B2, 12% de vitamina B3, 22% de vitamina B5, 43% de vitamina B6, 18% de vitamina B9, 153% de vitamina B12.

28.Chile con Frijoles Mexicanos

Con un alto contenido de proteínas, este plato es una gran forma de conseguir un tercio de la cantidad de fibra diaria necesaria. A pesar de que tiene los nutrientes suficientes para ser una comida independiente, también puede ser servida junto a una porción de arroz integral.

Ingredientes (2 porciones):

250 gr. de carne picada

200 gr. de frijoles horneados

75 ml de caldo de carne

½ cebolla cortada en cubitos

½ pimiento rojo cortado en cubitos

1 cucharadita de pasta de chipotle

1 cucharada de aceite de oliva

½ cucharadita de chile en polvo

1 taza de arroz integral cocido (opcional)

hojas de cilantro para servir

Tiempo de preparación: 5 minutos

Tiempo de cocción: 45 minutos

Preparación:

Caliente el aceite en una sartén antiadherente a fuego medio, luego comience freír la cebolla y el pimiento rojo hasta que se ablanden. Suba el fuego, agregue el chile en polvo y cocine por 2 minutos antes de añadir la carne picada. Cocine hasta que se dore y todo el líquido se haya evaporado.

Vierta los frijoles horneados y la pasta de chipotle en el stock de carne de res. Cocine a fuego lento durante 20 minutos, luego condimente y disperse las hojas de cilantro y sirva con el arroz hervido.

Valor nutricional por porción (sin el arroz): 402 kilocalorías, 34 gr. de proteínas, 19g de carbohidratos (5 gr. de fibras, 10 gr. de azúcar), 14 gr. de grasas (5 gr. de grasas saturadas), 29% de de hierro, 15% de magnesio, 42% de vitamina C, 11% de vitamina B1, 16% de vitamina B2, 34% de vitamina B3, 40% de vitamina B6, 18% de vitamina B9, 52% de vitamina B12.

½ tasa de arroz: 108 kilocalorías

29. Fideos con Carne y Brócoli

Este es un plato agradable y sabroso. Los fideos con carne y brócoli toman sólo 20 minutos en prepararse, por lo que es una gran opción para un día ajetreado. Se puede servir con unas rodajas de chile rojo para algún condimento extra.

Ingredientes (2 porciones):

2 tasas de fideos de huevo

200 gr. de tiras de carne salteadas

1 cebolla de verdeo en rodajas

½ cabeza de brócoli, ramitos pequeños

1 cucharadita de aceite de sésamo

Para la salsa:

1 ½ cucharadas de salsa de soja baja en sal

1 cucharadita de salsa de tomate

1 diente de ajo machacado

1 cucharada de salsa de ostras

¼ de perilla de jengibre finamente rallado

1 cucharadita de vinagre de vino blanco

Tiempo de preparación: 10 minutos

Tiempo de cocción: 10 minutos

Preparación:

Mezcle los ingredientes para la salsa. Hierva los fideos según las instrucciones del paquete. Coloque el brócoli cuando estén casi listos. Deje reposar unos minutos y luego escurra los fideos y el brócoli.

Caliente el aceite en una sartén hasta que esté muy caliente y luego coloque las tiras de carne durante 2-3 minutos hasta que se doren. Coloque la salsa, revuelva, y deje que se cocine a fuego lento por unos momentos y luego apague el fuego.

Revuelva la carne en los fideos, esparza la cebolla de primavera y sirva inmediatamente.

Valor nutricional por porción: 352 kilocalorías, 33 gr. de proteínas, 39 gr. de carbohidratos (5 gr. de fibras, 5 gr. de azúcar), 9 gr. de grasas (2 gr. de grasas saturadas), 20% de hierro, 20% de magnesio, 20% de vitamina A, 224% de vitamina C, 214% de vitamina K , 14% de vitamina B1, 19% de vitamina B2, 43% de vitamina B3, 18% de vitamina B5, 50% de vitamina B6, 31% de vitamina B9, 23% de vitamina B12.

30.Abadejo Envuelto en Panceta con Papas

Este plato suave y fresco ofrece una gran cantidad de energía y una alta dosis de proteínas, por lo que es una opción ideal para una comida al mediodía. El abadejo se puede sustituir por otro pescado blanco sustentable, mientras que las aceitunas pueden ser reemplazadas por los tomates secados al sol.

Ingredientes (2 porciones):

2* 140 gr. de filetes de abadejo

4 rodajas de panceta

300 gr. de patatas nuevas

100 gr. de frijoles verdes

30 gr. de aceitunas kalamata

jugo y ralladura de 1 limón

2 cucharadas de aceite de oliva

unas ramitas de estragón, hojas recogidas

Tiempo de preparación: 10 minutos

15 minutos de cocción

Preparación:

Precaliente el horno eléctrico a 200ºC o el horno a gas a la sexta intensidad. Hierva las patatas por 10-12 minutos hasta que estén tiernas, agregue los frijoles los últimos 2-3 minutos. Escurra bien, corte las patatas por la mitad y colóquelas en una fuente de horno. Mezcle las patatas con las aceitunas, la cáscara de limón y el aceite, y luego condimente bien.

Condimente el pescado y envuélvalo con la panceta y luego colóquelo en la parte superior de las patatas. Hornee durante 10-12 minutos hasta que esté cocido, luego agregue jugo de limón, un poco de estragón y sirva.

Valor nutricional por porción: 525 kilocalorías, 46 gr. de proteínas, 36 gr. de carbohidratos (5 gr. de fibras, 3 gr. de azúcar), 31 gr. de grasas (8 gr. de grasas saturadas), 10% de hierro, 31% de magnesio, 63% de vitamina C, 18% de vitamina K, 15% de vitamina B1, 13% de vitamina B2, 14% de vitamina B3, 25% de vitamina B6, 73% de vitamina B12.

CENA

31.Tazón de Sushi

Este es un plato de sushi con pocas calorías que sustituye el arroz por la coliflor con sabor a ajo, salsa de soja y jugo de limón para un sabor adicional. Utilice las hojas de algas para envolver las verduras y el salmón y hacer un mini rollo.

Ingredientes (2 porciones):

170 gr. de salmón ahumado

1 aguacate de tamaño mediano

½ cabeza de coliflor, al vapor y picada

1/3 tasa de zanahoria rallada

½ cucharadita de pimienta

1.2 cucharadita de ajo en polvo

1 cucharada de salsa de soja baja en sodio

2 hojas de algas marinas

Jugo de ½ limón

Tiempo de preparación: 10 minutos

Sin cocinar

Preparación:

Coloque el coliflor, las zanahorias, la salsa de soja, el ajo, el jugo de limón y la pimienta en un procesador de alimentos. Detenga la mezcla antes de que se convierta en una pasta. Sirva junto a las algas y láminas de salmón

Valor nutricional por porción: 272 kilocalorías, 20 gr. de proteínas, 13 gr. de carbohidratos (7 gr. de fibras, 4 gr. de azúcar), 16 gr. de grasas (1 gr. de grasas saturadas), 10% de hierro, 14% de magnesio, 73% de vitamina A, 88% de vitamina C, 13% de vitamina E , 40% de vitamina K, 18% de vitamina B1, 15% de vitamina B2, 31% de vitamina B3, 21% de vitamina B5, 31% de vitamina B6, 26% de vitamina B9, 45% de vitamina B12.

32.Pollo Agridulce

El pollo dulce y amargo es una receta simple y deliciosa que se prepara en todas las cocinas. Tiene un alto contenido en proteínas y vitaminas y es ideal para acompañarlo con floretes de brócoli al vapor.

Ingredientes (2 porciones):

300 gr. de pechugas de pollo cortadas en trozos pequeños

1 cucharadita de sal de ajo

¼ de taza de caldo de pollo bajo en sodio

¼ de tasa de vinagre blanco

¼ de edulcorante sin calorías

¼ de cucharadita de pimienta negra

1 cucharadita de salsa de soja baja en sodio

3 cucharaditas de salsa de tomate baja en azúcar

arrurruz

400 gr. de floretes de brócoli al vapor

Tiempo de preparación: 10 minutos

15 minutos de cocción

Preparación:

Coloque el pollo en un tazón grande y condimente con el ajo, la pimienta y la sal, dándolo vuelta. Cocine el pollo a fuego medio / alto hasta que esté hecho.

Mientras tanto, mezcle el caldo de pollo, el edulcorante, el vinagre, la salsa de tomate y la salsa de soja en una cacerola, deje que la mezcla hierva y cocine a fuego lento. Agregue el arrurruz y bata enérgicamente. Mantenga la agitación durante unos pocos minutos.

Vierta la salsa sobre el pollo cocido y sirva con una guarnición de brócoli al vapor.

Valor nutricional por porción: 250 kilocalorías, 40 gr. de proteínas, 14 gr. de carbohidratos (6 gr. de fibras, 4 gr. de azúcar), 2 gr. de grasas, 11% de calcio, 14% de hierro, 20% de magnesio, 24% de vitamina A, 303% de vitamina C , 254% de vitamina K, 17% de vitamina B1, 21% de vitamina B2, 90% de vitamina B3, 24% de vitamina B5, 58% de vitamina B6, 33% de vitamina B9.

33.Humus de Ajo

Usted sólo necesita 5 minutos para hacer esta comida deliciosa y saludable. Este plato contiene una gran cantidad de magnesio y una buena cantidad de proteínas considerando que la receta es sin carne. Tome una tortilla de trigo y comience a prepara esta comida.

Ingredientes (3 porciones):

1 * 400 gr. de garbanzos enlatados (guardar 1/4 del líquido)

¼ de taza de tahini

¼ de taza de jugo de limón

1 diente de ajo

1 cucharada de aceite de oliva

¼ de cucharadita de jengibre molido

¼ de cucharadita de comino molido

2 cebollas de primavera finamente picadas

1 tomate picado

Tiempo de preparación: 5 minutos

Sin cocinar

Preparación:

Coloque los garbanzos, el líquido, la pasta de sésamo, el jugo de limón, el aceite de oliva, el ajo, el comino y el jengibre en un procesador de alimentos y mezcle hasta que esté batido.

Agregue el tomate y la cebolla de primavera y condimente con sal y pimienta. Sirva junto con las rodajas de pimiento.

Valor nutricional por porción: 324 kilocalorías, 11 gr. de proteínas, 21 gr. de carbohidratos (7 gr. de fibras, 1 gr. de azúcar), 17 gr. de grasas (2gr. de grasas saturadas), 22% de calcio, 54% de hierro, 135% de magnesio, 10% de vitamina A, 12% de vitamina C , 33% de vitamina K, 122% de vitamina B1, 12% de vitamina B2, 44% de vitamina B3, 11%

de vitamina B5, 12% de vitamina B6, 40% de vitamina B9.

34. Pollo con Piña y Pimientos

Tome un descanso de las recetas habituales de pollo y pruebe esta versión con una piña dulce y fresca. Con un alto contenido de proteínas y vitamina B3, esta comida es también una fuente importante de hidratos de carbono. En tono con el cambio de ritmo, se puede sustituir el arroz por la quinoa.

Ingredientes (1 porción):

140 gr. de pechuga de pollo sin hueso,

1 cuchara de mostaza

½ taza de piña fresca cortada en cubitos

½ taza de pimientos cortados en cubitos

50 gr. de arroz integral

Spray de aceite de coco

1 cucharadita de comino

sal y pimienta

Tiempo de preparación: 5 minutos

Tiempo de cocción: 15 minutos

Preparación:

Corte el pollo en trozos pequeños y luego frote la mostaza en las piezas y condimente con sal, pimienta y comino.

Coloque una sartén a fuego medio y ligeramente rocíe con aceite de coco, agregue el pollo y cocine por todos los lados. Cuando el pollo esté casi terminado, aumente el calor y revuelva los pedazos de piña y pimientos. Cocine y asegúrese de que todos los lados sean de color marrón. Esto debe tomar 3-5 minutos.

Hierva el arroz integral y sirva junto al pollo.

Valor nutricional por porción: 377 kilocalorías, 37 gr. de proteínas, 50 gr. de carbohidratos (6 gr. de

fibras, 10 gr. de azúcar), 1 gr. de grasas, 12% de hierro, 33% de de magnesio, 168% de vitamina C, 26% de vitamina B1, 13% de vitamina B2, 96% de vitamina B3, 22% de vitamina B5, 65% de vitamina B6, 10% de vitamina B9.

35. Tazón de Proteínas de Estilo Mexicano

Tómese un descanso de la carne y utilice estos ingredientes juntos para lograr una sabrosa comida alternativa a lo habitual. Puede omitir la grasa frita y las calorías no saludables y aún así obtener el sabor de una comida mexicana.

Ingredientes:

1/3 de taza de frijoles negros cocidos

½ taza de arroz integral cocido

2 cucharadas de salsa

¼ de aguacate rebanado

Tiempo de preparación: 5 minutos

Sin cocinar

Preparación:

Combine todos los ingredientes en un bol y sirva.

Valor nutricional por porción: 307 kilocalorías, 11 gr. de proteínas, 48 gr. de hidratos de carbono (11 gr. de fibras, 1 gr. de azúcar), 7 gr. de grasas (1 gr. de grasas saturadas), 26% de magnesio, 13% de vitamina K, 16% de vitamina B1, 11% de vitamina B3, 17% de vitamina B6, 30% de vitamina B9.

36.Ensalada de Pollo y Rúcula

Las hojas de rúcula le agregan un sabor único a esta ensalada dulce y súper saludable. Con una cantidad abundante de verduras y fuentes de proteínas de calidad, esta comida puede ser más sabrosa y nutritiva aún con un simple aderezo de yogur bajo en grasa y ajo.

Ingredientes (1 porción):

120 gr. de pechuga de pollo

5 zanahorias picadas

¼ de col roja picada

½ taza de rúcula

1 cucharada de semillas de girasol

1 cucharada de aceite de oliva

Tiempo de preparación: 10 minutos

Tiempo de cocción: 10 minutos

Preparación:

Corte el pollo en cubos de tamaño de un bocado. Caliente el aceite de oliva en una sartén antiadherente y empiece a freír el pollo hasta que esté bien cocido. Póngalo a un lado y deje enfriar.

Coloque la zanahoria, rúcula y repollo en un tazón grande. Ponga la ensalada junto con el pollo y las semillas de girasol y sirva.

Valor nutricional por porción: 311 kilocalorías, 30 gr. de proteínas, 9 gr. de carbohidratos (1 gr. de fibras), 13 gr. de grasas (1 gr. de grasas saturadas), 11% de hierro, 22% de magnesio, 150% de vitamina A, 25% de vitamina C, 29% de vitamina E , 32% de vitamina K, 23% de vitamina B1, 10% de vitamina B2, 72% de vitamina B3, 11% de vitamina B5, 49% de vitamina B6, 17% de vitamina B9.

37.Halibut con Mostaza de Dijon

Esta comida picante es una manera rápida y fácil de obtener una abundante dosis de proteína. Es baja en carbohidratos y alta en vitaminas, por lo que es una opción perfecta para la cena. El recuento de bajas calorías le permite duplicar la salsa si se siente indulgente.

Ingredientes (2 porciones):

220 gr. de halibut

¼ cebolla cortada en cubitos

1 pimiento rojo cortado en cubitos

1 diente de ajo

1 cucharada de mostaza de Dijon

1 cucharadita de salsa inglesa

1 cucharada de aceite de oliva

jugo de 1 limón

a manojo de perejil

2 zanahorias grandes cortadas en palitos

1 taza de floretes de brócoli

1 taza de champiñones, en rodajas

Tiempo de preparación: 10 minutos

Tiempo de cocción: 20 minutos

Preparación:

Coloque el pimiento rojo, el ajo, el perejil, la mostaza, la salsa inglesa, la cebolla, el jugo de limón y el aceite de oliva en un procesador de alimentos.

Coloque el pescado, la salsa y el resto de las verduras en una bolsa de papel grande para hornear. Hornee a 190ºC con el horno eléctrico o a gas a la quinta intensidad durante 20 minutos y luego sirva.

Valor nutricional por porción: 225 kilocalorías, 33 gr. de proteínas, 12 gr. de carbohidratos (3 gr. de fibras, 5 gr. de azúcar), 5 gr. de grasas (1 gr. de grasas saturadas), 11% de calcio, 10% de hierro, 35% de magnesio, 180% de vitamina A, 77% de vitamina C, 71% de vitamina K , 13% de vitamina B1, 19% de vitamina B2, 51% de vitamina B3, 14% de vitamina B5, 34% de vitamina B6, 15% de vitamina B9, 25% de vitamina B12.

38. Bandeja de Pollo Horneado

Rápido, fácil y sabroso, este plato debe ser una comida básica en su cocina durante el verano ya que no hay escasez de tomates cherry frescos. El pesto agrega un sabor refrescante a una pechuga de pollo simplemente sazonada.

Ingredientes (2 porciones):

120 gr. de pechuga de pollo

300 gr. de tomates cherry

2 cucharadas de pesto

1 cucharada de aceite de oliva

sal, pimienta

Tiempo de preparación: 5 minutos

Tiempo de cocción: 15 minutos

Preparación:

Coloque la pechuga de pollo en una bandeja de asar, condimente, rocíe con aceite de oliva y luego cocine durante 10 minutos. Agregue los tomates cherry y cocine durante otros 5 minutos hasta que el pollo esté cocido. Coloque el pesto por encima y sirva junto a los tomates cherry.

Valor nutricional por porción: 312 kilocalorías, 36 gr. de proteínas, 7 gr. de carbohidratos (2 gr. de

fibras, 5 gr. de azúcar), 19 gr. de grasas (4 gr. de grasas saturadas), 15% de magnesio, 25% de vitamina A, 34% de vitamina C, 11% de vitamina E, 20% de vitamina K, 10% de vitamina B1, 88% de vitamina B3, 13% de vitamina B5, 33% de vitamina B6.

39. Hamburguesa de Tofu

El tofu tiene todos los aminoácidos esenciales y eso lo convierte en un perfecto sustituto de la carne. Las cebollas caramelizadas con hojuelas de chile y Sriracha, combinadas con el tofu teriyaki hará las delicias de su paladar.

Ingredientes (1 porción):

85 gr. de tofu (extra firme)

1 cucharada de adobo teriyaki

1 cucharada de Sriracha

1 hoja de lechuga

30 gr. de zanahoria rallada

¼ de cebolla roja cortada

½ cucharadita de hojuelas de chile rojo

1 rollo mediano de trigo integral

Tiempo de preparación: 5 minutos

Tiempo de cocción: 10 minutos

Preparación:

Caliente la parrilla.

Marinar el tofu en adobo teriyaki, hojuelas de chile rojo y Sriracha, luego cocine en la parrilla durante 3-5 minutos de cada lado.

Freír la cebolla roja en una sartén antiadherente hasta que quede caramelizada.

Cortar el rollo a la mitad hasta que se pueda abrir como un libro. Rellenar el rollo con el tofu a la parrilla, cebolla caramelizada, zanahoria y lechuga y luego servir.

Valor nutricional por porción: 194 kilocalorías, 11 gr. de proteínas, 28 gr. de hidratos de carbono (5 gr. de fibras, 8 gr. de azúcar), 5 gr. de grasas (1 gr. de grasas saturadas), 21% de calcio, 14% de hierro, 19% de magnesio, 95% de vitamina A, 10% de vitamina B1, 14% de vitamina B6.

40. Bacalao Caliente

Con una alta cantidad de proteínas y grasas saludables y una baja dosis de hidratos de carbono, este bacalao súper picante le dará una sacudida por el resto de su día. Sirva con un poco de arroz integral si usted necesita una cierta cantidad de carbohidratos para un entrenamiento por la noche y agregue 2 pimientos más si usted siente que puede combinar más especias.

Ingredientes (2 porciones):

340 gr. de bacalao blanco

10 tomates cherry reducidos a la mitad

2 chiles jalapeños en rodajas

2 cucharadas de aceite de oliva

sal de mar

chile en polvo

Tiempo de preparación: 5 minutos

Tiempo de cocción: 10 minutos

Preparación:

Caliente el aceite en una sartén antiadherente. Coloque el bacalao en sal y chile en polvo, agréguelo a la sartén y cocine durante 10 minutos a fuego medio. Coloque los pimientos 1-2 minutos antes de que el pescado esté bien cocido.

Sirva con tomates cherry.

Valor nutricional por porción: 279 kilocalorías, 30 gr. de proteínas, 6 gr. de carbohidratos (1 gr. de fibras, 1 gr. de azúcar), 16 gr. de grasas (2 gr. de grasas saturadas), 11% de magnesio, 17% de vitamina A, 38% de vitamina C, 26% de vitamina E,

33% de vitamina K, 24% de vitamina B3, 43% de vitamina B6, 26% de vitamina B12.

41.Hamburguesa de Calabacín y Champiñión a la Plancha

Los champiñones Portobello tienen una textura gruesa y carnosa que los convierte en uno de los favoritos entre los vegetarianos y los amantes de la carne por igual. Disfrute de una hamburguesa natural y reciba una cantidad de minerales y vitaminas a un costo mínimo de calorías.

Ingredientes (1 porción):

1 tasa grande de champiñones portabella

¼ de calabacín pequeño en rodajas

1 cucharadita de pimiento asado

1 rebanada de queso descremado

4 hojas de espinaca

spray de aceite de oliva

1 rollo mediano de trigo integral

Tiempo de preparación: 5 minutos

Tiempo de cocción: 5 minutos

Preparación:

Caliente la parrilla. Rocíe la taza de champiñón con aceite de oliva y luego cocine los champiñones y las rodajas de calabacín.

Corte el rollo a la mitad horizontalmente, luego coloque los ingredientes en capas en una mitad y cubra con la otra. Sirva inmediatamente.

Valor nutricional por porción: 185 kilocalorías, 12 gr. de proteínas, 24 gr. de carbohidratos (4 gr. de fibras, 5 gr. de azúcar), 4 gr. de grasas (1 gr. de grasas saturadas), 21% de calcio, 17% de hierro, 20% de magnesio, 78% de vitamina A, 28% de vitamina C, 242% de vitamina K , 15% de vitamina B1, 37% de vitamina B2, 26% de vitamina B3, 16% de vitamina B5, 16% de vitamina B6, 31% de vitamina B9.

42. Pescado del Mediterráneo

¿Qué mejor manera de llegar a ingerir su cantidad diaria de vitamina B12 que con un plato de sabores mediterráneos? El resto de las vitaminas y minerales también está incorporado en este alimento y hay una buena cantidad de proteína para una cena suave.

Ingredientes (2 porciones):

200 gr. de trucha fresca

2 tomates medianos

3 cucharaditas de alcaparras

½ pimiento rojo picado

1 diente de ajo picado

10 aceitunas verdes en rodajas

¼ de cebolla picada

½ taza de espinacas

1 cucharada de aceite de oliva

sal y pimienta

Tiempo de preparación: 10 minutos

Tiempo de cocción: 15 minutos

Preparación:

Caliente una sartén grande a fuego medio; agregue los tomates enteros, ajo y aceite de oliva. Cubra y deje que se cocine a fuego lento durante unos minutos hasta que los tomates comiencen a ablandarse.

Agregue la cebolla, el pimiento, las aceitunas, las alcaparras, la sal y pimienta (y un poco de agua si es necesario). Cubra y deje que se cocine a fuego lento hasta que los tomates se deshagan y el pimiento y la cebolla se hayan suavizado.

Agregue la trucha y comience a hervirla durante 5-7 minutos.

Agregue la espinaca en el último minuto y sirva.

Valor nutricional por porción: 305 kilocalorías, 24 gr. de proteínas, 7 gr. de carbohidratos (1 gr. de fibras, 4 gr. de azúcar), 11 gr. de grasas (3 gr. de grasas saturadas), 10% de calcio, 12% de magnesio, 36% de vitamina A, 56% de vitamina C, 62% de vitamina K , 13% de vitamina B1, 33% de vitamina B3, 12% de vitamina B5, 25% de vitamina B6, 15% de vitamina B9, 105% de vitamina B12.

43.Cena Amistosa Vegana

Se trata de una comida amistosa vegana con una buena cantidad de proteínas y vitaminas. Déle a su paladar el sabor que se merece con esta salsa dulce y picante que tiene el sabor de una cantidad de relleno de tofu y es fácil de hacer.

Ingredientes (2 porciones):

340 gr. de tofu

¼ de taza de salsa de soja

¼ de taza de azúcar morena

2 cucharaditas de aceite de sésamo

1 cucharada de aceite de oliva

1 cucharadita de hojuelas de chile

2 dientes de ajo picados

1 cucharadita de jengibre recién rallado.

sal

Tiempo de preparación: 5 minutos

Tiempo de cocción: 15 minutos

Preparación:

Mezcle el azúcar morena, la salsa de soja, el aceite de sésamo, el jengibre, las hojuelas de chile y la sal en un tazón y déjelo a un lado.

Vierta el aceite de oliva en una sartén y caliente, luego comience a freír el tofu durante unos 10 minutos.

Vierta la salsa en la sartén y cocine durante 3-5 minutos. Sirva cuando la salsa esté espesa y el tofu esté hecho.

Valor nutricional por porción: 245 kilocalorías, 17 gr. de proteínas, 15 gr. de hidratos de carbono (1 gr. de fibras, 11 gr. de azúcar), 15 gr. de grasas (3 gr. de grasas saturadas), 34% de calcio, 19% de hierro, 19% de magnesio, 11% de vitamina B2, 11% de vitamina B6.

44.Sándwich de Atún

A diferencia de un sándwich de atún común que tiene altas dosis de grasas saturadas y carbohidratos, éste tiene una cantidad moderada de hidratos de carbono y altas cantidades de proteína derivadas del atún, por lo que es una excelente comida que contribuye al crecimiento muscular.

Ingredientes (2 porciones):

1 lata de atún (165 gr.)

2 rebanadas de queso mozzarella bajo en grasa

2 cucharaditas de salsa de tomate

1 muffin inglés de trigo integral

una pizca de orégano

Tiempo de preparación: 5 minutos

Tiempo de cocción: 3 minutos

Preparación:

Precaliente el horno eléctrico a 190ºC o el horno a gas a la quinta intensidad.

Corte el muffin inglés, luego unte cada mitad con la salsa de tomate. Cubra con el atún, espolvoree con el orégano y coloque una rebanada de queso en la parte superior del atún. Coloque los mini-sándwiches en el horno y hornee durante 2-3 minutos o hasta que el queso se haya derretido, y luego tome dos 2 platos y sirva.

Valor nutricional por porción: 255 kilocalorías, 31 gr. de proteínas, 14 gr. de carbohidratos (2 gr. de fibras, 2 gr. de azúcar), 6 gr. de grasas (4 gr. de grasas saturadas), 29% de calcio, 11% de hierro, 13% de magnesio, 10% de vitamina B1, 10% de vitamina B2, 60% de vitamina B3, 23% de vitamina B6, 52% de vitamina B12.

45.Pollo con Ensalada de Aguacate

Una comida que ofrece un gran equilibrio de proteínas de calidad y grasas saludables que lo mantendrán satisfecho sin necesariamente cocinar demasiado la porción de carbohidratos que contiene. Reemplace el vinagre con el jugo de limón para una sensación más fresca.

Ingredientes (1 porción):

100 gr. de pechuga de pollo

1 cucharadita de pimentón ahumado

2 cucharaditas de aceite de oliva

Para la Ensalada

½ medio aguacate cortado en cubitos

1 tomate mediano picado

½ cebolla roja pequeña cortada en rodajas finas

1 cucharada de perejil picado

1 cucharadita de vinagre de vino tinto

Tiempo de preparación: 10 minutos

Tiempo de cocción: 10 minutos

Preparación:

Caliente la parrilla a fuego medio. Frote el pollo con 1 cucharadita de aceite de oliva y pimentón. Cocine durante 5 minutos por cada lado hasta que esté bien cocido y ligeramente carbonizado. Cortar el pollo en rodajas gruesas.

Mezclar todos los ingredientes de la ensalada, condimente, agregue el resto del aceite de oliva y sirva con el pollo.

Valor nutricional por porción: 346 kilocalorías, 26 gr. de proteínas, 14 gr. de carbohidratos (6 gr. de fibras, 4 gr. de azúcar), 22 gr. de grasas (3 gr. de grasas saturadas), 16% de magnesio, 22% de vitamina A, 44% de vitamina C, 18% de vitamina E , 38% de vitamina K, 12% de vitamina B1, 11% de vitamina B2, 66% de vitamina B3, 19% de vitamina B5, 43% de vitamina B6, 22% de vitamina B9.

SNACKS

1. Tomates Cherry con Queso Cottage

Corte 5 tomates cherry por la mitad y úntelos con 2 cucharadas de queso de cabra mezclada con eneldo fresco y una pizca de sal.

Valor nutricional: 58 kilocalorías, 4 gr. de proteínas, 10 gr. de carbohidratos, 30% de vitamina A, 40% de vitamina C, 20% de vitamina K, 10% de vitamina B1, 10% de vitamina B6, 10% de vitamina B9.

2. Aguacate en Tostada

Comience a tostar un pequeño trozo de pan de trigo integral y luego cúbralo con 50 gr. de puré de aguacate y espolvoree con sal y pimienta.

Valor nutricional: 208 kilocalorías, 5 gr. de proteínas, 28 gr. de hidratos de carbono (6 gr. de fibras, 2 gr. de azúcar), 9 gr. de grasas (1 gr. de grasas saturadas), 13% de vitamina K, 13% de vitamina B9.

3. Pimientos con Queso Cottage

Corte un pequeño pimiento por la mitad, quítele las semillas, luego rellénelo con 50 gr. de queso cottage mezclado con su elección de aderezo.

Valor nutricional: 44 kilocalorías, 6 gr. de proteínas, 3 gr. de carbohidratos (3 gr. de azúcar), 49% de vitamina C.

4. Pastel de Arroz con Mantequilla de Cacahuete

Unte 1 torta de arroz con 1 cucharada de mantequilla de maní cremosa.

Valor nutricional: 129 kilocalorías, 5 gr. de proteínas, 10 gr. de carbohidratos (1 gr. de fibras, 1 gr. de azúcar), 8 gr. de grasas (1 gr. de grasas saturadas), 10% de vitamina B3.

5. Apio con Queso de Cabra y Aceitunas Verdes

Utilizar 3 tallos de apio mediano con 3 cucharadas de queso de cabra y 3 aceitunas verdes en rodajas.

Valor nutricional: 102 kilocalorías, 4 gr. de proteínas, 6 gr. de hidratos de carbono (3 gr. de fibras), 6 gr. de grasas (4 gr. de grasas saturadas), 12% de calcio, 45% de vitamina K, 18% de vitamina A, 12% de vitamina B9.

6. Yogur con Bayas de Goji Secas

Mezcle 150 gr. de yogur descremado con 10 gr. de bayas del goji

Valor nutricional: 134 kilocalorías, 7 gr. de proteínas, 19 gr. de hidratos de carbono (1 gr. de fibras, 18 gr. de azúcar), 4 gr. de grasas (1 gr. de grasas saturadas), 27% de calcio, 24% de hierro, 13% de vitamina C, 19% de vitamina B2, 13% de vitamina B12.

7. Manzana y Mantequilla de Maní

Corte 1 manzana pequeña y coloque 1 cucharada de mantequilla de maní cremosa en las porciones.

Valor nutricional: 189 kilocalorías, 4 gr. de proteínas, 28 gr. de hidratos de carbono (5 gr. de fibras, 20 gr. de azúcar), 8 gr. de grasas (1 gr. de grasas saturadas), 14% de vitamina C, 14% de vitamina B3.

8. Yogur Griego con Fresas

Mezcle 150 gr. de yogur griego con 5 fresas medianas cortadas por la mitad.

Valor nutricional: 150 kilocalorías, 11 gr. de proteínas, 10 gr. de carbohidratos (10 gr. de azúcar), 8 gr. de grasas (5 gr. de grasas saturadas), 10% de calcio, 60% de vitamina C.

9. Mezcla de Frutos Secos

Mezcle 10 gr. de nueces, 10 gr. de almendras y 30 gr. de pasas.

Valor nutricional: 217 kilocalorías, 4 gr. de proteínas, 25 gr. de hidratos de carbono (2 gr. de fibras, 17 gr. de azúcar), 13 gr. de grasas (1 gr. de grasas saturadas), 10% de magnesio.

10. Jamón y Apio

Envuelva 6 palitos de apio mediano con 3 rebanadas de jamón y sirva con 1 cucharadita de mostaza de grano entero.

Valor nutricional: 129 kilocalorías, 15 gr. de proteínas, 7 gr. de carbohidratos (6 gr. de fibras), 3 gr. de grasas, 12% de calcio, 24% de vitamina A, 12% de vitamina C, 90% de vitamina K, 18% de vitamina B1, 12% de vitamina B2, 24% de vitamina B3, 15% de vitamina B6, 24% de vitamina B9.

11. Yogur con Frutas Tropicales

Agregue 150 gr. de yogur griego con ½ taza de kiwi y ¼ de taza de mango cortados en pedazos.

Valor nutricional: 210 kilocalorías, 12 gr. de proteínas, 25 gr. de hidratos de carbono (2 gr. de fibras, 19 gr. de azúcar), 8 gr. de grasas (5 gr. de grasas saturadas), 13% de calcio, 11% de vitamina A, 155% de vitamina C, 46% de vitamina K.

12. Yogur de Arándanos

Mezcle 150 gr. de yogur descremado con ½ taza de arándanos .

Valor nutricional: 136 kilocalorías, 8 gr. de proteínas, 21 gr. de hidratos de carbono (2 gr. de fibras, 18 gr. de azúcar), 3 gr. de grasas (1 gr. de grasas saturadas), 27% de calcio, 13% de vitamina C, 18% de vitamina K, 21% de vitamina B2, 13% de vitamina B12.

13. Copa de Palomitas de Maíz

Valor nutricional: 31 kilocalorías, 1 gr. de proteínas, 6 gr. de carbohidratos (1 g de fibra).

14. Garbanzos Asados

50 gr. de valor nutricional: 96 kilocalorías, 4 gr. de proteínas, 13 gr. de carbohidratos (4 gr. de fibras, 2 gr. de azúcar), 3 gr. de grasas.

RECETAS DE LICUADOS PARA AUMENTAR LA MASA MUSCULAR

Día 1

Desayuno: Todo en un licuado

Licuado Generador de Energía, Músculo

Preparación:

Mezclar todos los ingredientes en una licuadora o batidora a alta velocidad y luego disfrutar de un delicioso licuado.

Todos sabemos lo difícil que es generar músculos; siempre necesitamos un poco de ayuda con este problema. Así que aquí le ofrecemos un gran licuado para mejorar la generación muscular y también fortalecer el cuerpo. Se puede beber en cualquier momento del día, pero le sugerimos el desayuno como un buen momento.

Ingredientes:

- 400 ml de leche,

- 2 cucharadas de proteína de suero en polvo

- 2 plátanos de 140 gr.

- 2 cucharadas de aceite de almendra.

- 1 manzana

Información nutricional:

- Calorías: 443

- Proteínas: 32,5 gr.

- Carbohidratos: 45 gr.

- Grasas: 16 g

Día 2

Almuerzo: Pruebe un gran licuado

Licuado Generador de Masa Muscular

Preparación:

Mezcle todos los ingredientes en una licuadora o batidora a alta velocidad y luego disfrute de un delicioso licuado.

Coma en forma saludable para conseguir el secreto de la generación de grandes cantidades de masa muscular basado principalmente en un alto porcentaje de proteínas. Para alcanzar ese objetivo hay que poner mucho esfuerzo y comer bien, por lo que aquí le ofrecemos un gran licuado para ayudarlo con este propósito.

Ingredientes:

- ½ taza de leche de almendras sin azúcar

- 2 cdas. de jarabe de arce

- 2 plátanos congelados

- 1 cucharada de proteína de suero de en polvo

- 3 cdas. de mantequilla de almendras

Información nutricional:

- Calorías - 830

- 30 gr. de grasa total (grasa saludable de mantequilla de almendras)

- 115gr. de carbohidratos

- 14gr. de fibras

- 101 gr. de carbohidratos netos

- Sin gluten

- Proteínas: 46 gr.

Día 3

Desayuno: Licuado no hecho en polvo

Licuado Generador de Masa Muscular

Preparación:

Mezcle todos los ingredientes en una licuadora o batidora a alta velocidad y luego disfrute de un delicioso licuado.

Obtenga el máximo provecho de su mezcla con esta gran receta. Se acaba el tiempo y aún usted quiere conseguir su cuota nutricional, esta deliciosa bebida estará lista en menos de un minuto. Su cuerpo necesita un licuado de leche rico en proteínas para los músculos que le dará un buen balance de carbohidratos y proteínas y qué mejor manera de hacerlo que con esta mezcla de ingredientes.

Ingredientes:

- 2 cucharadas de aceite de almendra.

- 2 cdas. de manteca de cacahuete

- ½ - 1 cucharadita de miel

- 1 plátano mediano

- 2 tazas de leche

- 2 cucharadas de proteína de suero en polvo

Información nutricional:

- Calorías: 601

- Proteínas 49 gr.

- Carbohidratos: 63 gr.

- Grasas: 25 gr.

Día 4

Desayuno: Licuado de proteínas de café

Licuado Generador de Masa Muscular

Preparación:

Mezcle todos los ingredientes en una licuadora o batidora a alta velocidad y luego disfrute de un delicioso licuado.

Esta receta de licuados toma unos segundos en prepararse y será un alimento muy sabroso. Asegúrese de utilizar todos los ingredientes, mezclar bien y servir después de una sesión de entrenamiento. Obtener masa muscular es una de las cosas más difíciles de lograr en el gimnasio, por lo que cualquier ayuda que pueda ser útil para lograr dicho propósito valdrá la pena definitivamente.

Ingredientes:

- 2 cucharadas de proteína de suero en polvo

- 8 onzas de café

- 8 onzas de 2% de leche

- 2 cdas. de crema de caramelo

Información nutricional:

- **398 calorías**

- **58,4 gr. de proteínas**

- **13.4 gr. de carbohidratos**

- **6,4 gr. de grasas**

Día 5

Desayuno: Licuado de Proteínas con Mantequilla de cacahuete

Licuado Generador de Masa Muscular

Preparación:

Mezcle todos los ingredientes en una licuadora o batidora a alta velocidad y luego disfrute de un delicioso licuado.

Esta receta de licuado es ideal para mejorar su rendimiento en el gimnasio y para aumentar el crecimiento muscular. Coloque los ingredientes en una licuadora hasta que queden batidos. Usted también puede utilizar leche entera y mantequilla de maní adicional para convertir este licuado de proteínas en un alimento que le provea una importante cantidad de calorías, por lo que la decisión es suya.

Ingredientes:

- 8 onzas de leche desnatada
- 1 plátano

- 1 cda. de manteca de cacahuete

- 2 cucharadas de proteína de suero en polvo

Información nutricional:

- 498 Calorías

- 58 gr. de proteínas

- 44.1 gr. de carbohidratos

- 11 gr. de grasas

Día 6

Desayuno: Super Licuado Rosa

Licuado Generador de Masa Muscular

Preparación:

Mezcle todos los ingredientes en una licuadora o batidora a alta velocidad y luego disfrute de un delicioso licuado.

Cuando se trata de aumentos de peso masivos, es más importante consumir la cantidad correcta de calorías de una proporción adecuada de hidratos de carbono que de proteínas, por lo que de esta manera usted tendrá la energía suficiente para entrenar y proteínas suficientes para permitir que sus músculos se desarrollen.

Ingredientes:

- ¾ de taza de frambuesas congeladas orgánicas

- ½ plátano pequeño

- 1 cucharada de proteína de suero en en polvo

- ½ cda. de mantequilla de coco crudo

- 5 gr. de glutamina

- 1 taza de agua de manantial

Información nutricional:

- 268 calorías

- 16.5 gr. de proteínas

- 44.5 gr. de carbohidratos

- 6,7 gr. de grasas

Día 7

Desayuno: Licuado de Proteínas de Plátano Banana Protein Shake

Licuado Generador de Masa Muscular

Las proteínas son los nutrientes más importantes para el crecimiento muscular. Permiten que el cuerpo funcione correctamente. Para los practicantes de fisicoculturismo, las proteínas permiten generar músculos más grandes, siempre y cuando sigan un entrenamiento adecuado y mantengan una dieta saludable. Este es un licuado fácil de preparar que tiene una gran cantidad de proteínas.

Preparación:

Mezcle todos los ingredientes en una licuadora o batidora a alta velocidad y luego disfrute de un delicioso licuado.

Ingredientes:

- 8 onzas de leche desnatada

- 1 plátano

- ½ tazas de avena

- 2 cucharadas de proteína de suero en polvo

Información nutricional:

- **554 Calorías**

- **58 gr. de proteínas**

- **67.5 gr. de carbohidratos**

- **6 gr. de grasas**

Día 8

Desayuno: Licuado de Proteínas de Bayas y Plátanos

Lograr Masa Muscular con Licuado de Proteínas

Este es un gran licuado para ganar fuerza y masa en un corto período de tiempo, sin retrasos. Es saludable, natural, y tendrá un gran impacto en su rutina de gimnasio. Así que vamos a ver los ingredientes y todo lo que tiene para ofrecerle.

Preparación:

Mezcle todos los ingredientes en una licuadora o batidora a alta velocidad y luego disfrute de un delicioso licuado.

Ingredientes:

- 12 onzas de agua
- 4 cubitos de hielo
- 1 plátano
- 2 cucharadas de proteína de suero

Información nutricional:

- 314 calorías

- 45,1 gr. de proteínas

- 32.1 gr. de carbohidratos

- 2,4 gr. de grasas

Día 9

Desayuno: Licuado de Plátanos y Almendras

Licuado Generador de Masa Muscular

Aumente su masa muscular utilizando esta receta de licuado, y luego siga su progreso el día después de haber entrenado para ver si este alimento lo ayudó en su rendimiento. Incluso se puede preparar la noche anterior con el fin de hacer que todos los ingredientes se combinen aún mejor.

Preparación:

Mezcle todos los ingredientes en una licuadora o batidora a alta velocidad y luego disfrute de un delicioso licuado.

Ingredientes:

- 1 banana mediana congelada

- 1 taza de yogurt natural

- 100 ml de agua helada

- 1 onza de almendras molidas

- 1 taza de avena cruda

Información nutricional:

- **650 calorías**

- **53 gr. de proteínas**

- **75 gr. de carbohidratos**

- **15 gr. de grasas**

Día 10

Almuerzo: Licuado de proteínas de canela

Licuado Generador de Masa muscular

Siga esta receta de licuado para aumentar su masa muscular con una baja ingesta de grasa. Puede beber este licuado en cualquier momento del día.

Preparación:

Mezcle todos los ingredientes en una licuadora o batidora a alta velocidad y luego disfrute de un delicioso licuado.

Ingredientes:

- 1 taza de leche descremada
- 1 plátano congelado
- 1 cucharada de proteína de suero en polvo
- 1 cda. de manteca de cacahuete

Información Nutricional:

- 391 calorías
- 38 gr. de proteínas
- 42.1 gr. de carbohidratos
- 10 gr. de grasas

Día 11

Desayuno: Licuado Generador de Peso

Licuado Generador de Masa Muscular

Esta es una gran receta de licuado que le dará un importante impulso de energía y también lo ayudará a aumentar su desarrollo muscular. Así que prepárese para una gran experiencia que mejorará sus sesiones de gimnasio.

Preparación:

Mezcle todos los ingredientes en una licuadora o batidora a alta velocidad y luego disfrute de un delicioso licuado.

Ingredientes:

- 10-14 onzas de agua pura
- 1/2 taza de almendras crudas
- 1/2 plátano grande congelado
- 2 cucharadas de polvo de proteína de suero

Información nutricional:

- **380 calorías**

- **75 gr. de proteínas**

- **57 gr. de carbohidratos**

- **15 gr. de grasas**

Día 12

Desayuno: Licuado de Energía Extrema

Licuado Generador de Masa y Energía

Si está buscando algo que le suministre un poco de energía extra y también mejore el crecimiento muscular, debe optar por esta receta de licuado. Este licuado está lleno de ingredientes saludables. Se dice que el té verde es muy bueno para evitar el cáncer y las semillas de lino proporcionan una buena porción de ácidos grasos omega 3, lo cual es importante para el desarrollo de su cuerpo.

Preparación:

Mezcle todos los ingredientes en una licuadora o batidora a alta velocidad y luego disfrute de un delicioso licuado.

Ingredientes:

- 10 onzas de agua pura

- 10 fresas (frescas o congeladas)

- 1 cucharada de aceite de semillas de lino

- 1/2 cucharadita de té verde en polvo

- 1/2 cucharadita de extracto de vainilla

- 1 cucharada de proteína de suero en polvo

Información nutricional:

- 420 calorías

- 50 gr. de proteínas

- 42 gr. de carbohidratos

- 17 gr. de grasas

Día 13

Almuerzo: Licuado de duraznos

Licuado Generador de Masa Muscular

Los duraznos en este licuado le dan un gran sabor y el requesón es una excelente fuente de proteínas y es fácil de digerir. El mejor momento del día para beber este licuado sería en la mañana, pero se puede beber en cualquier momento.

Preparación:

Mezcle todos los ingredientes en una licuadora o batidora a alta velocidad y luego disfrute de un delicioso licuado.

Ingredientes:

- 8 onzas de agua pura
- 1 durazno maduro
- 2 cucharadas de requesón bajo en grasa
- Azúcar morena

- 1,5 cucharada de proteína de suero en polvo

Información nutricional:

- 250 calorías

- 40 gr. de proteínas

- 21 gr. de carbohidratos

- 8 gr. de grasas

Día 14

Desayuno: Licuado de Arándanos

Licuado Generador de Masa Muscular

Vamos a empezar el día con una gran receta de licuado que mantendrá sus niveles de energía altos, y le va a proporcionar la ingesta de proteína necesaria para que pueda aumentar más músculo en un periodo de tiempo más corto. Los arándanos son conocidos por ser grandes antioxidantes y ayudar a prevenir el cáncer.

Preparación:

Mezcle todos los ingredientes en una licuadora o batidora a alta velocidad y luego disfrute de un delicioso licuado.

Ingredientes:

- 10 onzas de agua pura

- 1/2 taza de arándanos frescos o congelados

- 1,5 cucharada de proteína de suero en polvo

- 2 cucharadas de aceite de semillas de lino

Información nutricional:

- 210 gr. de calorías

- 39 gr. de proteínas

- 22 gr. de carbohidratos

- 4 gr. de grasas

Día 15

Desayuno: Licuado de Fresa

Licuado Generador de Masa Muscular

No hay mejor manera de conseguir resultados rápidos cuando se trata de incrementar la masa muscular que mediante el uso de licuados, y esta receta de licuado tendrá un sabor delicioso debido a la combinación de fresas y requesón.

Preparación:

Mezcle todos los ingredientes en una licuadora o batidora a alta velocidad y luego disfrute de un delicioso licuado.

Ingredientes:

- 10 onzas de agua pura
- 8 fresas congeladas
- 4 cucharadas de requesón bajo en grasa
- 1,5 cucharada de proteína de suero en polvo

Información nutricional:

- 310 gr. de calorías

- 51 gr. de proteínas

- 27 gr. de carbohidratos

- 7 gr. de grasas

Día 16

Desayuno: Delicioso Licuado de Plátano

Licuado Generador de Masa Muscular

Combine los siguientes ingredientes para obtener un licuado con una alta cantidad de ácidos grasos omega 3 y de potasio para ayudar a incrementar la masa muscular y también mantener un cuerpo sano.

Preparación:

Mezcle todos los ingredientes en una licuadora o batidora a alta velocidad y luego disfrute de un delicioso licuado.

Ingredientes:

- 8 onzas de agua pura

- 1/2 plátano (congelado)

- 2 cucharadas de proteína de suero en polvo

- 2 cucharadas de aceite de semillas de lino

Información nutricional:

- **350 gr. de calorías**

- **65 gr. de proteínas**

- **29 gr. de carbohidratos**

- **9 gr. de grasas**

Día 17

Desayuno: Licuado de Piña

Licuado Generador de Masa Muscular

Pruebe esta receta de licuado increíble muy bien conocida para obtener resultados rápidos y un delicioso sabor. Es perfecta para ayudarle a incrementar su masa muscular y tendrá un fuerte efecto sobre el sistema inmunológico.

Preparación:

Mezcle todos los ingredientes en una licuadora o batidora a alta velocidad y luego disfrute de un delicioso licuado.

Ingredientes:

- 1 taza de jugo de piña
- 3 fresas
- 1 plátano
- 1 cdta. de yogur

- 1 cucharada de proteína de suero en polvo

Información nutricional:

- 340 gr. de calorías

- 63 gr. de proteínas

- 27 gr. de carbohidratos

- 10 gr. de grasas

Día 18

Desayuno: Licuado Para Generar Músculos

Licuado Generador de Masa Muscular

¿Tiene problemas para conseguir músculos más grandes? Si la respuesta es sí, usted debe probar esta receta de licuado que le traerá resultados inmediatos en su entrenamiento y una buena dosis de energía durante el día.

Preparación:

Mezcle todos los ingredientes en una licuadora o batidora a alta velocidad y luego disfrute de un delicioso licuado.

Ingredientes:

- 1 c. leche baja en grasa
- 1/2 c. yogur natural bajo en grasa
- 1 plátano rebanado
- 2 cdas. de proteína de suero en polvo
- 6 fresas en rodajas
- 1 cdta. de germen de trigo

- 1 cda. de miel o jarabe de arce

- 1/4 taza de bayas congeladas

- Una pizca de nuez moscada o algarrobo en polvo

Información nutricional:

- 600 calorías

- 70 gr. de proteínas

- 54 gr. de carbohidratos

- 15 gr. de grasas

Día 19

Desayuno: Licuado de Harina de Avena

Licuado Generador de Masa Muscular

Esta es una gran receta de licuado para aumentar la masa muscular y proteger su corazón. Le ayudará a mantenerse alerta durante todo el día, por lo que pruébelo.

Preparación:

Mezcle todos los ingredientes en una licuadora o batidora a alta velocidad y luego disfrute de un delicioso licuado.

Ingredientes:

- 2 cucharadas de proteína de suero en polvo

- 1 taza de helado de vainilla sin azúcar

- 1 taza de harina de avena

- 2 tazas de leche sin grasa

- 1.2 taza de agua

- Un chorrito de extracto de menta!

Información nutricional:

- 621 calorías

- 65 gr. de proteínas

- 58 gr. de carbohidratos

- 22 gr. de grasas

Día 20

Almuerzo: Licuado Tropical

Licuado Generador de Masa Muscular

Este es uno de los licuados más deliciosos que he probado y estoy seguro de que lo disfrutará. La mezcla entre el plátano, la piña y el coco le da un sabor tropical que debería ser ideal para probarlo durante todas las mañanas o a media mañana. Los plátanos no tienen que estar congelados, por lo que pueden estar a temperatura ambiente, pero algunas personas prefieren que estén fríos si acaban de terminar una rutina física.

Preparación:

Mezcle todos los ingredientes en una licuadora o batidora a alta velocidad y luego disfrute de un delicioso licuado.

Ingredientes:

- 8 onzas de agua pura

- 1/2 cdta. de extracto de piña

- 1/2 cdta. de extracto de coco

- 1 cda. de requesón

- 1/2 plátano congelado

Información nutricional:

- 540 calorías

- 25 gr. de proteínas

- 43 gr. de carbohidratos

- 17 gr. de grasas

Día 21

Almuerzo: Licuado de Fruta

Licuado Generador de Masa Muscular

La proteína es la clave para el crecimiento y la recuperación muscular. Asegúrese de probar este licuado en cualquier momento del día. Este licuado de baya tiene muchas cualidades antioxidantes que le beneficiarán a medida que envejece y van a evitar que se enferme con cierta frecuencia, y esto puede ser muy importante cuando usted no pueda darse el lujo de tomar semanas largas de descanso.

Preparación:

Mezcle todos los ingredientes en una licuadora o batidora a alta velocidad y luego disfrute de un delicioso licuado.

Ingredientes:

- 2 cucharadas de proteína de leche en polvo

- 4 fresas grandes

- Arándanos (un pequeño puñado)

- Agua (sólo unas gotas)

- 3 huevos

Información nutricional:

- 470 calorías

- 45 gr. de proteínas

- 39 gr. de carbohidratos

- 15 gr. de grasas

Día 22

Desayuno: Licuado de Pastel de Manzana

Licuado Generador de Masa Muscular

Los atletas que consumen más proteínas aumentarán su masa muscular en mayor medida que las personas sedentarias, ya que las proteínas maximizan el potencial de crecimiento, por lo que asegúrese de probar este licuado justo antes o después de una sesión de entrenamiento. La mezcla de sabores de manzana, canela y nuez moscada dan un sabor original que no se encuentra normalmente en otros licuados.

Preparación:

Mezcle todos los ingredientes en una licuadora o batidora a alta velocidad y luego disfrute de un delicioso licuado.

Ingredientes:

- 1 cucharada de proteína de suero en polvo
- 1 manzana pelada y sin corazón, cortada en trozos
- 1 1/2 tazas de leche
- 1/2 cucharadita de canela

- 1/2 cucharadita de nuez moscada

- 5 cubos de hielo

Información nutricional:

- 350 calorías 350

- 35 gr. de proteínas 35g

- 21 gr. de carbohidratos 21g

- 10 gr. de grasas 10g

Día 23

Desayuno: Licuado Calabaza

Licuado con baja cantidad de carbohidratos

Este licuado es una gran fuente de proteínas y proporciona un alto nivel de energía durante el día. El aceite de lino y el yogur le proporcionan varios ingredientes para el funcionamiento global de sus cuerpos y ayuda a darle a este licuado un impulso de calcio y omega 3.

Preparación:

Mezcle todos los ingredientes en una licuadora o batidora a alta velocidad y luego disfrute de un delicioso licuado.

Ingredientes:

- 2 cucharadas de proteína de leche en polvo

- 8 onzas de agua

- 1 cda. de aceite de linaza

- 1 cdta. de especias para pastel de calabaza

- 8 onzas de yogur

- 4-6 cubitos de hielo

Información nutricional:

- 300 calorías

- 40 gr. de proteínas

- 26 gr. de carbohidratos

- 11 gr. de grasas

Día 24

Desayuno: Licuado de Canela

Licuado Generador de Masa Muscular

Este licuado debe ser consumido por la mañana temprano antes de una sesión de entrenamiento porque es un buen proveedor de energía y también ayudará a acelerar la recuperación muscular.

Preparación:

Mezcle todos los ingredientes en una licuadora o batidora a alta velocidad y luego disfrute de un delicioso licuado.

Ingredientes:

- 1 galleta graham
- 1/2 cucharadita de canela
- Extracto de vainilla
- 12 onzas de agua

- 4 cubos de hielo

Información nutricional:

- 280 calorías

- 10 gr. de proteínas

- 15 gr. de carbohidratos

- 5 gr. de grasas

Día 25

Desayuno: Licuado de Plátano y Manteca de Cacahuete

Licuado Generador de Masa Muscular

La mantequilla de maní o manteca de cacahuete es una gran fuente de proteínas y energía. Muchos atletas usan mantequilla de maní como principal fuente de energía antes del entrenamiento o antes de competir. El contenido de plátanos y almendras mejora el sabor y lo hace aún más digestivo.

Preparación:

Mezcle todos los ingredientes en una licuadora o batidora a alta velocidad y luego disfrute de un delicioso licuado.

Ingredientes:

- 2 cucharadas de proteína de suero en polvo
- 100 gr. de de almendras rebanadas
- 1 cda. de manteca de cacahuete
- 500 ml de leche descremada

- Medio plátano

- 1 cucharada sopera de miel

Información nutricional:

- 600 calorías

- 55 gr. de proteínas

- 35 gr. de carbohidratos

- 10 gr. de grasas

Día 26

Desayuno: Súper Licuado de Mezcla

Licuado Generador de Masa Muscular

Dependiendo de su metabolismo, usted se adaptará a algunos licuados mejor que otros. Para aquellos de ustedes que prefieren un sabor más dulce en sus licuados, esta es una buena opción. Usted se puede adaptar a ciertos ingredientes para cambiar el sabor al de su preferencia como caramelo, avellanas, o yogur de vainilla.

Preparación:

Mezcle todos los ingredientes en una licuadora o batidora a alta velocidad y luego disfrute de un delicioso licuado.

Ingredientes:

- 10 cubos de hielo

- 12 onzas de leche descremada

- 2 cdas. de yogur de vainilla o kéfir descremado

- 1 cda. de mantequilla de maní con bajo contenido en grasas

- 2 cdas. de avellanas

- 1 cda. de helado de caramelo relleno

Información nutricional:

- 430 calorías

- 23 gr. de proteínas

- 20 gr. de carbohidratos

- 11 gr. de grasas

Día 27

Desayuno: Licuado de Plátano de Masa Magra

Licuado Generador de Masa Muscular

Las personas que se adhieran a una dieta o rutina que les permita generar mayor masa muscular se beneficiarán aún más si incorporan licuados a su alimentación debido a la facilidad de su preparación y a la rapidez con que el cuerpo puede absorber las proteínas y nutrientes.

Preparación:

Mezcle todos los ingredientes en una licuadora o batidora a alta velocidad y luego disfrute de un delicioso licuado.

Ingredientes:

- 1/2 plátano congelado
- 2 cdas. de crema de leche (crema espesa, no crema de una lata)
- 2 huevos
- 10-12 onzas de agua

- 4-6 cubitos de hielo

Información nutricional:

- 320 calorías

- 18 gr. de proteínas

- 15 gr. de carbohidratos

- 9 gr. de grasas

Día 28

Almuerzo: Licuado Dulce

Licuado Generador de Masa Muscular

Esta es una receta de licuado que tiene muy diferentes ingredientes pero al estar combinados son una gran fuente de proteínas y aumentarán el rendimiento de sus ejercicios.

Preparación:

Mezcle todos los ingredientes en una licuadora o batidora a alta velocidad y luego disfrute de un delicioso licuado.

Ingredientes:

- 1 plátano mediano a grande

- 8 onzas de leche light

- 1 cda. de mezcla de linaza y almendra

- 1 cucharadita de jarabe de arce

- Unas gotas de esencia / extracto de vainilla

- 3-4 cubitos de hielo

- 1 cda. de yogur natural descremado

Información nutricional:

- 450 calorías

- 19 gr. de proteínas

- 16 gr. de carbohidratos

- 10 gr. de grasas

Día 29

Desayuno: Licuado de Naranja

Licuado Generador de Masa Muscular

Vamos a empezar el día con un licuado impresionante para impulsar nuestro sistema inmunológico y ayudar a aumentar la musculatura. Esta receta es rica en vitamina C y potasio, debido a las fresas y al jugo de naranja que también permitirán a sus músculos recuperarse más rápido.

Preparación:

Mezcle todos los ingredientes en una licuadora o batidora a alta velocidad y luego disfrute de un delicioso licuado.

Ingredientes:

- 8 onzas de zumo de naranja

- 4-5 cubitos de hielo

- 1 cdta. de extracto de vainilla

- ½ plátano

- 2-3 fresas congeladas

- **2 cucharaditas de miel**

Información nutricional:

- **291 calorías**

- **15 gr. de proteínas**

- **12 gr. de carbohidratos**

- **5 gr. de grasas**

Día 30

Desayuno: Licuado de Almendras

Licuado Generador de Masa Muscular

Disfrute de tener una mejor digestión luego de probar este licuado con esta combinación de avena, pasas, almendras y mantequilla de maní. Las pasas le dan un gran sabor y la avena le da una textura diferente que otros licuados.

Preparación:

Mezcle todos los ingredientes en una licuadora o batidora a alta velocidad y luego disfrute de un delicioso licuado.

Ingredientes:

- 10-12 onzas de leche descremada
- 1.2 taza de avena cruda
- 1.2 taza de pasas
- 12 tiras de almendras
- 1 cda. de mantequilla de maní.

Información nutricional:

- 380 calorías

- 18 gr. de proteínas

- 15 gr. de carbohidratos

- 12 gr. de grasas

Día 31

Desayuno: Licuado de Frutos del Bosque

Licuado Generador de Masa Muscular

Las frambuesas son conocidas por tener un alto contenido en vitamina C y antioxidantes que muchos profesionales médicos sugieren como un suplemento anti-cáncer para sus comidas y alimentos diarios. Es la mezcla perfecta para los que quieren ganar masa muscular y fuerza. Puede reemplazar una merienda común con esta bebida saludable que no es muy alta en proteínas, pero va a permitirle tomar un descanso de todos los otros licuados con alto contenido en proteínas que usted toma a diario.

Preparación:

Mezcle todos los ingredientes en una licuadora o batidora a alta velocidad y luego disfrute de un delicioso licuado.

Ingredientes:

- 8 frambuesas
- 4 fresas
- 15 arándanos

- 16 onzas de leche sin grasa

- 1/2 taza de cubitos de hielo

Información nutricional:

- 210 calorías

- 9 gr. de proteínas

- 10 gr. de carbohidratos

- 8 gr. de grasas

Día 32

Desayuno: Licuado de Plátano de Cacahuete

Licuado Generador de Masa Muscular

En términos de nutrición, este licuado tiene un alto contenido en proteínas magras y carbohidratos complejos, por lo que aumentará el crecimiento y la recuperación muscular. También le dará un impulso de energía durante su entrenamiento si se bebe media hora antes.

Preparación:

Mezcle todos los ingredientes en una licuadora o batidora a alta velocidad y luego disfrute de un delicioso licuado.

Ingredientes:

- ½ taza de cacahuetes
- 1/2 plátano
- 1 taza de leche descremada
- 1/4 taza de avena Quaker
- 2 cubos de hielo

- Una pizca de sal

Información nutricional:

- **230 calorías**

- **18 gr. de proteínas**

- **12 gr. de carbohidratos**

- **5 gr. de grasas**

Día 33

Desayuno: Licuado de Piña y Zanahoria

Licuado Generador de Masa Muscular

Este licuado puede parecer un poco extraño para ustedes, pero créanme que es bueno para usted y su cuerpo. Puede eliminar o disminuir las porciones de algunos de los ingredientes en función de sus preferencias, ya que la mezcla es muy diferente de algunas de los otras.

Preparación:

Mezcle todos los ingredientes en una licuadora o batidora a alta velocidad y luego disfrute de un delicioso licuado.

Ingredientes:

- 1 taza de chocolate con leche

- 3/4 de zanahorias ralladas

- 10 trozos de piña congelados

- 2 cucharaditas de coco rallado sin azúcar

- 1 cucharadita de vainilla

- 1 cucharadita de crema dulce

- 4 onzas de Queso Neufchatel o queso crema

Información nutricional:

- **220 calorías**

- **21 gr. de proteínas**

- **13 gr. de carbohidratos**

- **13 gr. de grasas**

Día 34

Almuerzo: Licuado de Calabaza

Licuado Generador de Masa Muscular

Gran receta de licuado para ayudarle a aumentar su masa muscular y fuerza con un sabor muy especial que hace que sea divertido beber mientras sigue consumiendo una cantidad decente de proteína. Es el complemento perfecto para la recuperación y formación muscular.

Preparación:

Mezcle todos los ingredientes en una licuadora o batidora a alta velocidad y luego disfrute de un delicioso licuado.

Ingredientes:

- 3/4 de taza de leche (cualquier clase que le guste)
- 1/4 de taza de calabaza enlatada
- 1 cda. de jarabe con sabor a pastel de calabaza
- 1/2 cdta. de especias de pastel de calabaza
- 10 cubitos de hielo

Información nutricional:

- **235 calorías**

- **20 gr. de proteínas**

- **17 gr. de carbohidratos**

- **1.5 gr. de grasas**

Día 35

Desayuno: Licuado de Manzana con Arándano

Licuado Generador de Energía

Mantener un alto nivel de energía es el objetivo de este licuado. También le proporcionará algunas proteínas magras que le ayudarán, incluso si está un poco cansado ese día o si desea ejercitarse más duro.

Preparación:

Mezcle todos los ingredientes en una licuadora o batidora a alta velocidad y luego disfrute de un delicioso licuado.

Ingredientes:

- 1/2 manzana pequeña cortada en trozos pequeños (con cáscara)

- 1/2 taza de cerezas (oscuras, dulces, sin hueso)

- 1/2 taza de arándanos

- 4 cucharadas de germen de trigo

- Cubos de hielo (si lo desea)

- 1/2 taza de proteína de suero

Información nutricional:

- 300 calorías

- 39 gr. de proteínas

- 18 gr. de carbohidratos

- 5 gr. de grasas

Día 36

Desayuno: Licuado de Cereza con Plátano

Licuado Generador de Energía

Dos grandes ingredientes en un licuado. Las cerezas y los plátanos proporcionan una gran fuente de fibra que su cuerpo necesita cuando ingiere grandes porciones de proteína. Pruebe esta bebida antes de cualquier sesión de entrenamiento de la noche o del día.

Preparación:

Mezcle todos los ingredientes en una licuadora o batidora a alta velocidad y luego disfrute de un delicioso licuado.

Ingredientes:

- 1/2 taza de cerezas (oscuras, dulces, sin hueso)

- 1/2 taza de plátano

- 4 cucharadas de germen de trigo

- Cubos de hielo (si lo desea)

- 1/2 taza de proteína de suero

Información nutricional:

- **300 calorías**

- **39 gr. de proteínas**

- **18 gr. de carbohidratos**

- **5 gr. de grasas**

Día 37

Desayuno: Licuado de Huevo

Licuado Generador de Masa Muscular

Usted puede tener una receta de licuado para aumentar la masa muscular sin la proteína en polvo en ella y aún así ingerir una buena cantidad de proteínas. Los garbanzos le dan un color verde, pero realmente no cambian el sabor. Esta es una gran combinación de proteínas y carbohidratos.

Preparación:

Mezcle todos los ingredientes en una licuadora o batidora a alta velocidad y luego disfrute de un delicioso licuado.

Ingredientes:

- 4 claras de huevo

- 1/2 taza de requesón

- 1 plátano

- 1/4 taza de garbanzos

- Rodajas de piña

- Leche de coco

- Puede ser añadido extracto de coco

- Cubos de hielo

Información nutricional:

- 280 calorías

- 25 gr. de proteínas

- 40 gr. de carbohidratos

- 4 gr. de grasas

Día 38

Desayuno: Licuado con alto contenido en proteínas
High Protein Shake

Licuado Generador de Masa Muscular

Aumente el rendimiento de su ejercicio físico al incrementar las cantidades de proteína que usted tiene en una base diaria. Este licuado tiene un alto contenido de proteínas y un gran sabor.

Preparación:

Mezcle todos los ingredientes en una licuadora o batidora a alta velocidad y luego disfrute de un delicioso licuado.

Ingredientes:

- 1/2 taza de agua

- 1 cucharada de proteína de suero en polvo

- 2 cdas. de miel

- 1 cda. de manteca de cacahuete suave

- 1/2 taza de hielo

Información nutricional:

- **144 calorías**

- **34 gr. de proteínas**

- **5.2 gr. de carbohidratos**

- **4.5 gr. de grasas**

Día 39

Desayuno: Licuado de Mezcla de Frutas

Licuado Generador de Masa Muscular

Esta receta de licuado puede reemplazar fácilmente su desayuno, pero todavía tiene una porción saludable de alimentos para nutrir su cuerpo. Tiene una gran cantidad de nutrientes que su cuerpo necesita para tener un buen comienzo en la mañana. Las proteínas y los carbohidratos se incluyen en esta receta para darle a usted la energía y fuerza necesaria para entrenar.

Preparación:

Mezcle todos los ingredientes en una licuadora o batidora a alta velocidad y luego disfrute de un delicioso licuado.

Ingredientes:

- 1/2 plátano picado

- 1/2 taza de fresas picadas

- 1 manzana pequeña

- 1 ciruela pequeña

- 1 taza de leche con chocolate

- 1 cda. de mantequilla de maní suave

- 1 cucharada de proteína de suero en polvo

Información nutricional:

- **700 calorías**

- **46 gr. de proteínas**

- **90 gr. de carbohidratos**

- **20 gr. de grasas**

Día 40

Desayuno: Licuado de Chocolate

Licuado Generador de Masa Muscular

Esta receta es una gran manera de combinar una barra de chocolate negro con los ingredientes necesarios para obtener un licuado que aumentará el rendimiento de su ejercicio físico e incrementará su masa muscular.

Preparación:

Mezcle todos los ingredientes en una licuadora o batidora a alta velocidad y luego disfrute de un delicioso licuado.

Ingredientes:

- 1 barra de chocolate negro

- 4 huevos

- 3 tazas de leche

- 1 cucharada de proteína de suero en polvo

Información nutricional:

- **290 calorías**

- **45 gr. de proteínas**

- **37 gr. de carbohidratos**

- **19 gr. de grasas**

Día 41

Desayuno: Licuado de Múltiple Sabores

Licuado Generador de Masa Muscular

Esta receta de licuado es una excelente fuente de proteína y fibra que su cuerpo necesita. Está llena de nutrientes y vitaminas que aumentarán su masa muscular y le darán más energía al entrenar para construir más músculos.

Preparación:

Mezcle todos los ingredientes en una licuadora o batidora a alta velocidad y luego disfrute de un delicioso licuado.

Ingredientes:

- Uvas, 4 uvas sin semilla

- Moras, frescas, 0,5 gramos

- Arándanos, frescos, 25 bayas

- Fresas, frescas, 0,5 gramos

- Piña, fresca, 1 tajada, delgada (3-1 / 2 "de diámetro x 1/2" de espesor)

- Manzanas, frescas, 10 gramos

- Yogur, natural, bajo en grasa, 0,5 (4 onzas)

- Kale, 0,5 gramos

- Brócoli, fresco, 1 tallo

- Naranjas, 0,5 gramos

- 1 cucharada de proteína de suero en polvo

Información nutricional:

- 280 calorías

- 48 gr. de proteínas

- 31 gr. de carbohidratos

- 4.2 gr. de grasas

Día 42

Desayuno: Licuado Para Comenzar el Día

Licuado Generador de Masa Muscular

Esta receta es ideal para comenzar el día. Energía será la palabra que defina a este licuado, pero también es un gran alimento para generar masa muscular.

Preparación:

Mezcle todos los ingredientes en una licuadora o batidora a alta velocidad y luego disfrute de un delicioso licuado.

Ingredientes:

- 1 plátano fresco, medio

- 2 porciones (60 grs.) de copos de avena

- 1-2 cucharadas de mantequilla de maní, estilo suave

- 1 taza (250 ml) de yogur natural bajo en grasa (0% - 1,5% mf)

- 0,5 cdas. (o menos) de canela molida

Información nutricional:

- **650 calorías**

- **28 gr. de proteínas**

- **85 gr. de carbohidratos**

- **10 gr. de grasas**

Día 43

Almuerzo: Licuado de Mango Tango

Licuado Generador de Masa Muscular

Este es un gran licuado que puede agregar a otros días, así que usted puede tomar dos licuados al día, ya que es alto en fibras y bajo en grasas. Este licuado magro le ayudará a luchar contra el cansancio en el gimnasio y mejorará su rendimiento.

Preparación:

Mezcle todos los ingredientes en una licuadora o batidora a alta velocidad y luego disfrute de un delicioso licuado.

Ingredientes:

- 2 fresas grandes, frescas o congeladas
- 10 arándanos frescos o congelados
- 1 taza de jugo de naranja
- 1/2 mango, fresco o congelado
- 1 cucharada de proteína de leche en polvo

Información nutricional:

- **250 calorías**

- **30.5 gr. de proteínas**

- **52 gr. de carbohidratos**

- **8.4 gr. de grasas**

Día 44

Desayuno: Licuado de Mandarina y Piña

Licuado Generador de Masa Muscular

Para generar masa muscular, no hay ningún secreto; ¡tiene que entrenar y comer bien! Usted tendrá que luchar si no tiene suficiente energía durante el entrenamiento y por eso incorporar ingredientes que le darán un impulso cuando sea necesario hará toda la diferencia cuando se trata de construir músculos más fuertes.

Preparación:

Mezcle todos los ingredientes en una licuadora o batidora a alta velocidad y luego disfrute de un delicioso licuado.

Ingredientes:

- 1/2 taza de piña, trozos congelados

- 1/2 taza de mandarinas, naranjas (mandarín), enlatadas

- 2 cucharaditas de miel

- 1 cucharada de proteína de suero en polvo

Información nutricional:

- 150 calorías

- 39 gr. de proteínas

- 17 gr. de carbohidratos

- 11 gr. de grasas

Día 45

Desayuno: Licuado de Manzana y Manteca de Cacahuete

Licuado Generador de Masa Muscular

Los licuados pueden ser una gran fuente de calorías y energía que son necesarias para aumentar la masa muscular. Esta deliciosa receta de licuado está hecha para ayudarle a aumentar su masa muscular y mantener un alto nivel de energía.

Preparación:

Mezcle todos los ingredientes en una licuadora o batidora a alta velocidad y luego disfrute de un delicioso licuado.

Ingredientes:

- 3/4 de taza de yogur natural o de vainilla

- 2 cdas. de manteca de cacahuete

- 1 plátano

- 1/8 de taza de leche

- 3/4 de taza de hielo

- 1 manzana

Información nutricional:

- 440 calorías

- 22 gr. de proteínas

- 50 gr. de carbohidratos

- 19 gr. de grasas

Día 46

Desayuno: Súper Licuado de Plátano

Licuado Generador de Masa Muscular

La leche de almendras con sabor a vainilla hará de este un gran licuado de proteínas. Promueve el crecimiento de la masa muscular sin desequilibrar su dieta. Usted puede reducir o eliminar la canela según su preferencia.

Preparación:

Mezcle todos los ingredientes en una licuadora o batidora a alta velocidad y luego disfrute de un delicioso licuado.

Ingredientes:

- 1/2 taza de leche de almendra con sabor a vainilla

- 1/2 taza de agua

- 1/2 plátano

- Una pizca de canela

- 1 cucharada de proteína de vainilla en polvo

Información nutricional:

- **350 calorías**

- **43 gr. de proteínas**

- **25 gr. de carbohidratos**

- **5 gr. de grasas**

Día 47

Desayuno: Licuado de Avena Oscura

Licuado Generador de Masa Muscular

La combinación de chocolate negro, requesón y avena aumentará su desarrollo muscular, y usted obtendrá ese impulso de energía que estaba buscando en el gimnasio mientras mejora la digestión y el fortalecimiento de su corazón.

Preparación:

Mezcle todos los ingredientes en una licuadora o batidora a alta velocidad y luego disfrute de un delicioso licuado.

Ingredientes:

- 1/2 taza de requesón (o 1 taza de yogur griego)
- 1/2 - 1 taza de agua (dependiendo del grosor deseado) o leche
- 10 gr. de chocolate negro
- ½ taza de avena cruda
- 1/2 plátano

- 1 cucharada de proteína de suero en polvo

Información nutricional:

- 150 calorías

- 40 gr. de proteínas

- 20 gr. de carbohidratos

- 8 gr. de grasas

Día 48

Desayuno: Licuado de Proteínas de Leche

Licuado Generador de Masa Muscular

Para construir y mantener su masa muscular es necesario aumentar los hidratos de carbono y proteínas para que tenga la energía necesaria para trabajar duro y los ingredientes que le permitan desarrollar bien sus músculos.

Preparación:

Mezcle todos los ingredientes en una licuadora o batidora a alta velocidad y luego disfrute de un delicioso licuado.

Ingredientes:

- 1 cucharada de proteína de leche en polvo
- 1/2 plátano
- 1/2 taza de almendras rebanadas
- 8 onzas de leche
- 3 cubitos de hielo

Información nutricional:

- **335 calorías**

- **31 gr. de proteínas**

- **25 gr. de carbohidratos**

- **18 gr. de grasas**

Día 49

Desayuno: Licuado de Aguacate

Licuado Generador de Masa Muscular

Los licuados de proteínas con verduras son poco comunes, pero su consumo debería ser más habitual debido al valor que aportan a su dieta y a su cuerpo. El aguacate es considerado por algunos como un "súper alimento", y es muy bueno para su cuerpo.

Preparación:

Mezcle todos los ingredientes en una licuadora o batidora a alta velocidad y luego disfrute de un delicioso licuado.

Ingredientes:

- 1/2 aguacate
- 1 cda. de coco rallado
- 1 taza de leche de almendras
- 1 cucharada de proteína de suero en polvo

Información nutricional:

- **300 calorías**

- **35 gr. de proteínas**

- **20 gr. de carbohidratos**

- **8 gr. de grasas**

Día 50

Desayuno: Licuado de Bayas

Licuado Generador de Masa Muscular

Un licuado con una combinación completa de bayas y proteínas para mejorar el crecimiento y la recuperación muscular. El sabor es magnífico y los resultados son aún mejores cuando necesita entrenar duro y desea ver un progreso.

Preparación:

Mezcle todos los ingredientes en una licuadora o batidora a alta velocidad y luego disfrute de un delicioso licuado.

Ingredientes:

- ½ taza de fresas
- ¼ taza de bayas mezcladas (frambuesas, arándanos y moras)
- ¼ de taza de jugo de granada orgánica
- ¼ de taza de jugo de uva orgánica

- Puñado de almendras en rodajas para relleno

- 1 cucharada de proteína de suero en polvo

Información nutricional:

- 200 calorías

- 31 gr. de proteínas

- 19 gr. de carbohidratos

- 1 gr. de grasas

OTROS GRANDES TÍTULOS DE ESTE AUTOR

35

Recetas de Comida
Para Diabéticos

La manera más deliciosa de estar saludable

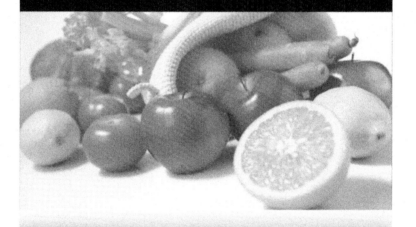

Joseph Correa
Nutricionista Deportivo Certificado

40 Recetas de Pérdida de Peso

para un Estilo de Vida Ocupado

La Solución para Tratar la Grasa

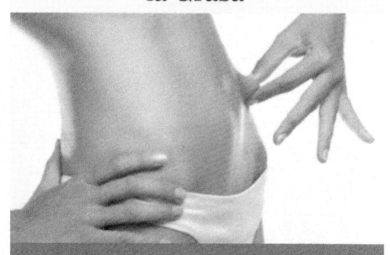

Joseph Correa

Nutricionista de Deportes Certificado

La Guía Definitiva
para la Nutrición del
Cross Fit
Maximiza tu Potencial

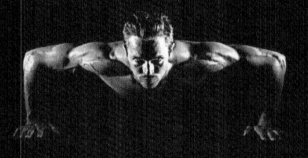

Joseph Correa
Nutricionista Deportivo Certificado

50

Juice Recipes to Lower Your Blood Pressure
An Easy Way to Reduce High Blood Pressure

Joseph Correa
Certified Sports Nutritionist

50 Weight Loss Juices

Juices

Look Thinner in 10 Days or Less!

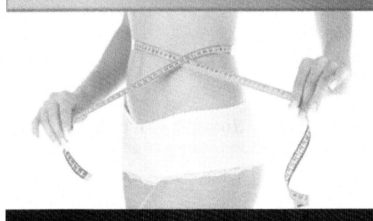

Joseph Correa

Certified Sports Nutritionist

55
Cancer
Preventing and
Cancer Fighting

Juice Recipes

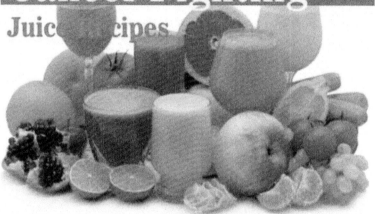

Boost Your Immune System, Improve Your
Digestion, and Become Healthier Today

Joseph Correa
Certified Sports Nutritionist

85

Meal and Juice Recipes to Lower Your

High Blood Pressure

Solve Your Hypertension Problem in 12 Days or Less!

Joseph Correa
Certified Sports Nutritionist

90
Weight Loss
Meal and Juice
Recipes to Get Rid of Fat Today!
The Solution to Melting Fat Away Fast!

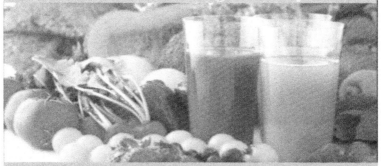

Joseph Correa
Certified Sports Nutritionist

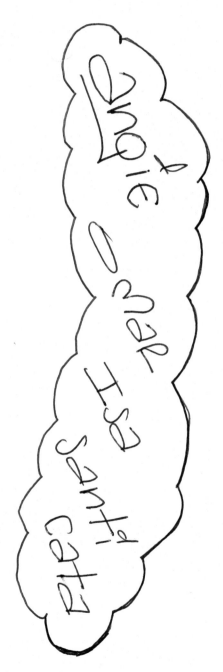

CPSIA information can be obtained
at www.ICGtesting.com
Printed in the USA
LVOW13s0015160317
527385LV00007B/399/P